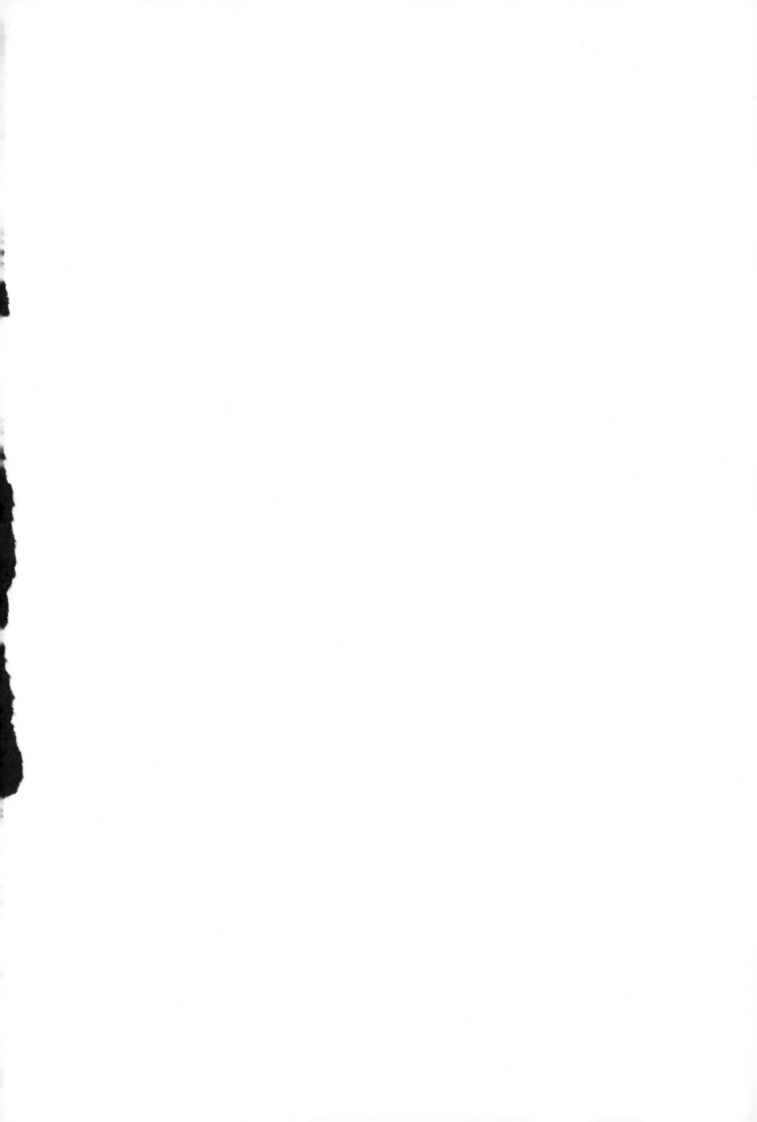

Facial Danger Zones

Staying Safe with Surgery, Fillers,
and Non-Invasive Devices

Edited by
Rod J. Rohrich   James M. Stuzin   Erez Dayan   E. Victor Ross

Facial Danger Zones
日本語版　フェイシャルデンジャーゾーン

手術・注入療法・非侵襲機器療法を安全に行うために　Web動画付

監訳	宮脇　剛司	東京慈恵会医科大学形成外科学講座 主任教授
	石田　勝大	東京慈恵会医科大学形成外科学講座 教授
訳者代表	西村　礼司	東京慈恵会医科大学形成外科学講座 准教授
訳（執筆順）	山本　　裕	東京慈恵会医科大学耳鼻咽喉科学講座 教授
	西村　礼司	東京慈恵会医科大学形成外科学講座 准教授
	赤石　　渉	高須クリニック
	平山　晴之	東京慈恵会医科大学形成外科学講座 助教
	牧野陽二郎	聖心美容クリニック銀座院 院長
	竹内　直子	東京慈恵会医科大学形成外科学講座 助教
	森山　　壮	東京慈恵会医科大学形成外科学講座 助教
	藤本　雅史	Glycine Clinic 院長
	髙倉真由佳	東京慈恵会医科大学形成外科学講座 助教

医学書院

編集
Rod J. Rohrich, MD, FACS
James M. Stuzin, MD
Erez Dayan, MD
E. Victor Ross, MD

イラスト
Amanda Tomasikiewicz, CMI

Copyright © 2020 of the original English language edition by Thieme Medical Publishers, Inc., New York, USA.
Original title: Facial Danger Zones by Rod J. Rohrich/James M. Stuzin/Erez Dayan/E. Victor Ross

© Japanese edition 2024 by Igaku-Shoin Ltd., Tokyo
Printed and bound in Japan.

Facial Danger Zones 日本語版
（フェイシャルデンジャーゾーン）[Web 動画付]
―手術・注入療法・非侵襲機器療法を安全に行うために
発　　　行　2024 年 11 月 1 日　第 1 版第 1 刷
監　　　訳　宮脇剛司・石田勝大
訳者代表　西村礼司
発 行 者　株式会社　医学書院
　　　　　　代表取締役　金原　俊
　　　　　　〒113-8719　東京都文京区本郷 1-28-23
　　　　　　電話　03-3817-5600（社内案内）
印刷・製本　アイワード

本書の複製権・翻訳権・上映権・譲渡権・貸与権・公衆送信権（送信可能化権
を含む）は株式会社医学書院が保有します．

ISBN978-4-260-05739-4

本書を無断で複製する行為（複写，スキャン，デジタルデータ化など）は，「私
的使用のための複製」など著作権法上の限られた例外を除き禁じられています．
大学，病院，診療所，企業などにおいて，業務上使用する目的（診療，研究活
動を含む）で上記の行為を行うことは，その使用範囲が内部的であっても，私的
使用には該当せず，違法です．また私的使用に該当する場合であっても，代行
業者等の第三者に依頼して上記の行為を行うことは違法となります．

JCOPY〈出版者著作権管理機構　委託出版物〉
本書の無断複製は著作権法上での例外を除き禁じられています．
複製される場合は，そのつど事前に，出版者著作権管理機構
（電話 03-5244-5088，FAX 03-5244-5089，info@jcopy.or.jp）の
許諾を得てください．

日本語版推薦の序

本書で述べられている顔貌の"若返り"のための治療法は，健康保険制度とはほぼ無縁で，医学部の教育でも取り扱われないが，このような願望や手法は古くから存在し，今日では健康であることと同様に人間のもつ根源的な欲求の1つに対応する医療分野である．

この本の原著をお読みになった東京慈恵会医科大学の宮脇剛司教授は，著者のRod J. Rohrichがその序文で述べているように，現在のように発展した顔貌の若返り法を安全に施行するには，相応の形成外科の経験と本書で記されているFacial Danger Zonesのことなどを熟知している必要があると思われ，そして，細かな解剖的表現は日本語に訳したほうが読みやすいと判断され，このたびの出版につながった．これはまさに英断で，今日の顔貌の若返り法を安全に施行する手引き書となることが期待される．

形成外科としての顔貌の若返り法は，この外科の開祖Gilliesが1930年代に完成させた皮弁法によるフェイスリフト手術に始まるとされる．このGillies法は，両頬に手のひらを置いて手を斜め上方向に引き上げたとき，加齢に伴って弛んだお肌が引き上がって，お顔が若いときの様子に一新するさまを手術に置き換えたような方法で，実際には，耳前部に置かれたフェイスリフト切開線から鼻唇溝に至る皮弁を剥離挙上し，引き上げ，余る皮弁を切開線上で切除して縫合する手法であった．

Gillies法は，Gilliesの弟子たちの間に受け継がれ，第二次世界大戦後，彼らがそれぞれの母国に帰国しこの方法でフェイスリフト手術を施行したので，当時のスタンダードとなった（筆者は1971年に，Gilliesの弟子のManchesterがなさるこの手術をニュージーランドで拝見したことがある）．

その後，1970年頃までには，顔貌の老化に伴う変化は皮膚だけでなく，軟部組織や顔面骨の萎縮や変形なども加わった複合的な変形であるとの認識が広まるなか，さらなるリフト効果を求めて，Mario Gonzales-UlloaのEar Island法のようなトータルフェイスリフト手術時代へと向かった．

しかし，この時代までのフェイスリフト手術では，多少の工夫はあっても基本的には皮弁法なので，切開線から挙上された皮弁を強く引けばリフト効果は上がるが，このようにすれば，皮弁の血行が障害されて皮弁の部分壊死を招くといったジレンマがあった．

このようななか，Skoogは1970年頃から，耳前部の切開線から剥離挙上される皮弁を最小限にして，後にMitzらによってSMASと呼ばれることになるような皮下のこのシステムをリフトすることで，皮弁に緊張を与えることなく効果的な中顔面のフェイスリフトできる方法を模索し，1974年に自身の著書で示した．この手法はSkoog法あるいはSMAS法として世界中に広まった．

その後，SMAS法は数々の変法を生みながら発展し，より確実なフェイスリフト法を求めて1990年代にはこのSMASの裏側，すなわち顔面神経が走行する深さまで手術操作が及ぶようになった．

したがって，1990年以降の本格的フェイスリフト手術では，手術とかかわる顔面神経の解剖を正しく理解しながら行わないと患者の安全は守れなくなった．

2000年代頃からは，新鮮死体を用いた顔面の老化現象の研究が盛んになって，顔面の脂肪のコンポーネントや顔面の形態を保持している顔面保持靱帯の研究も進捗して，フェイスリフト手術はさらに進化し，かつてのSMASの存在を否定する意見も登場しながらさらに発展している．

1970年頃に探求の始まった老化に伴う顔面の軟部組織や骨の萎縮や変形に対しては，シリコーン注射やシリコーンプロテーゼの挿入などが用いられたが，これらが使用される機会は減って，次第に脂肪の注入移植法や各種のフィラーの注入法などが用いられるようになった．

これらの注入法は一見簡便に見えるが，誤って動脈に注入すれば塞栓を生じ，この結果，失明や鼻翼の壊死といった重大な合併症が生じることが，まれではあるが，知られているので，本書で解説されている脈学とフィラー注入の実際をマスターすることをお勧めする．

特にわが国では，終戦の混乱期にシリコーンオイルなる物質を注入する豊胸術や隆鼻術などが流行し，この結果があまりに酷く，社会問題化したこともあり，注入法には常に慎重であるべきである．今日では，厚生労働省が美容目的での使用を認めているフィラーが存在し，これに合わせて厚生労働省が承認するボトックス注射や各種レーザー機器も顔貌の若返り治療に利用することができる．

顔貌は，その"見た目"が機能で，社会生活のなかでは人の"自信"と関係するため，各種の若返り法は多くの方々の人生を豊かにするだろう．

2024年8月9日

元東京警察病院形成外科部長
日本美容外科学会名誉会員
銀座グランフォレクリニック院長
大森喜太郎

日本語版の序

　"顔面の危険地帯"，人目を引く印象的なタイトルだ．危険地帯，すなわち重要な神経や血管の走行を知ることで，より安全に治療を提供することを目的に本書は出版された．初版の Facial Danger Zones は 1990 年代初頭に流行した sub SMAS face lift に対する安全性への警鐘として Brooke Seckel が 20 年以上前に出版した．2010 年には次世代の形成外科医に向けて再版された．その後ヒアルロン酸に代表されるフィラーを用いた治療やボツリヌス毒素による表情筋の制御治療，さらには LASER 機器に代表されるエネルギーデバイスの発展など，低侵襲で新しい治療の選択肢が急速に普及してきた．その一方で，かつて経験したことのない失明などの重篤な合併症も散見されるようになった．本書はこれらの新しい医療技術に付随するリスクを補完するために，2020 年に Rod J. Rohrich，James M. Stuzin，Erez Dayan，E. Victor Ross がタイトルを変えずに内容を刷新して出版したものである．

　外科医の仕事は人体の解剖を熟知しなければ成り立たない．外科医は手術の前に解剖書を読み，手術書を手にする．しかし実際の手術では，書物との違いに大いに戸惑い，時に手が止まってしまう．なぜなら，解剖書は解剖学者が書き記したもので，手術という航海の手順は示されていない．手術書は経験豊富な外科医が，手術で最も気を使う場面を中心に記述しているため，やはり目標地点までの到達方法が不十分となる．手術は皮膚の切開から目的部位までの剥離において幾度となく重要な構造体に直面し，その都度立ち止まり判断し決意して前進する．そのアプローチが特に難しいのが顔面であり，まさに本書の存在価値がここにある．本書は外科医の目線から顔面の神経と血管の走行について過去の論文や実際の解剖所見を交えて細やかに記述している．特に耳下腺を出た後の顔面神経が走行する深さについて，顔面の層構造との関係をもとに解説している．そして何度も解説が繰り返されて読者の頭に焼きついていく．まさに手術の実践書にふさわしい内容であり，読者の見たい場面は動画で確認できるようにも仕掛けられている．フィラーの注入操作においても血管内への注入を防ぐ手法が示されているが，危険部位を知り危険回避できる手技を習得することが安全への近道である．

　さて，SMAS（superficial muscular and aponeurotic system）は本書の中で最も多用される用語で，SMAS を

どのように扱うかが本書の大きなテーマでもある．しかし，SMAS の解剖学的構造には否定的な意見もある．この日本語版の序文の執筆と前後して，face lifter として有名な Mendelson のチームから「SMAS は実在するのか」と題された論文が Plastic and Reconstructive Surgery 誌に publish され，2 本の続報も掲載された．1976 年の Vladimir Mitz に端を発する SMAS は，その後多くの face lift の論文で取り上げられ，50 年近く経った今，その存在が議論されている．この議論によって SMAS の定義がより明確になったが，しかし，本書の役割が薄れることはない．顔面の危険地帯である顔面神経，三叉神経，血管などの走行は解剖学的に不変であり，SMAS という用語の外科的意義も変わらず，むしろ SMAS 議論によって組織の剥離方法や術式のコンセプトがより明確化されたからである．次の改訂の際には SMAS の明確な定義が追加されることであろう．

　本書の想定読者は美容外科医であるが，美容皮膚科，審美歯科，形成外科，再建外科さらには顔面神経にかかわる耳鼻咽喉科や脳神経外科の医師にとっても，安全に手術や非手術療法を提供するうえで大いに役立つものと確信している．本書を通して顔面のさまざまな医療が普及すれば訳者一同これに勝る喜びはない．

謝辞

　本書の翻訳にあたり著者である Rod J. Rohrich に橋渡しいただいた Northwestern University Feinberg School of Medicine 外科（形成外科専門）の山田朗教授，翻訳と用語に関して的確なアドバイスをいただいた銀座グランフォレクリニックの大森喜太郎先生に感謝申し上げます．また，翻訳を快く引き受けてくれた東京慈恵会医科大学形成外科学講座の医局員と同窓の先生方，耳鼻咽喉科学講座の山本裕教授，そして膨大な事務作業を捌いていただいた形成外科学講座秘書の内藤恩さん，蒲生原光代さんに感謝申し上げます．

　表紙の薔薇の絵は，著名な現代画家である井上文太氏によるものです．"美しい薔薇には棘がある"――まさに本書の意図するところです．素晴らしい作品のご提供に心より感謝申し上げます．

2024 年パリオリンピック，そして未曾有の酷暑の夏に

監訳者　宮脇剛司，石田勝大

訳者代表　西村礼司

序

なぜ『FACIAL DANGER ZONES』を刷新したのか？それはこのトピックに関する新たな文献を今まさに共有したいと感じたからです．

原点となる教科書は，20年以上前に神経学と美容外科という2つの専門医資格をもつDr. Brooke Seckelによって書かれました（Quality Medical Publishing, 1994）．Dr. Seckelが初版を執筆するきっかけは，1990年代初めに報告されたより積極的なSub-SMASフェイスリフトによって起こりうる顔面神経損傷への懸念でした．彼の教科書は，その時代に再建手術および顔面美容外科手術を行う外科医にとっての参考書となり，次世代の形成外科医のために2010年に再出版されました．

この10年間に美容外科手術と美容医療の世界は大きく変化しました．美容手技の世界的な需要は急速に増加し，それに伴って患者の安全性確保の必要性も高まっています．美容手術は今や外科的および非外科的な技術の両方を含み，さまざまな分野の医師によって実施されています．そして，この需要の増加に伴い，今までにないより深刻な合併症が増加していることにわれわれは気づいています．Dr. Seckelが『FACIAL DANGER ZONES』を執筆した頃には，フィラーの注入による失明について耳にすることはありませんでしたが，今では残念ながら頻繁に報告されています．形成外科研修では一般的に再建手術が重視される一方で，顔面解剖学の教育は表面的であり，顔面美容外科手術の微妙なニュアンスにはあまり時間が割かれていません．われわれの施設のレジデントはフェイスリフトよりも複雑な微細血管吻合による再建手術のほうが快適に行えるようですが，開業医になると研修期間に十分な教育を受けていない治療を患者に提供するのはよくあることです．本書の初版から20年が経った今も，患者の安全確保は依然として最優先事項であり，われわれの思いは『FACIAL DANGER ZONES』の最新情報を再定義することにあります．

多くの分野で専門家が美容施術を行うなかで，技術は変化し，治療の提供方法も進化しましたが，解剖学は不変です．われわれの視点からは，顔面の軟部組織解剖と血管解剖の3次元的な知識が，運動神経損傷，失明，組織虚血などの合併症回避の鍵と考えています．非侵襲機器やレーザーの普及も，これらの機器を使用する際の安全性の配慮と制約の理解が必要となります．

この本の目標は次の3つです．

- 顔面解剖の最適な知識は，顔面美容外科手術において最良かつ安全な結果を得るために不可欠です．これは特にフェイスリフト手術における顔面神経の複雑な解剖の際に必要となるもので，Dr. James Stuzinが解説します．
- 失明や皮膚欠損を含む重篤な合併症を予防しつつ，安全にフィラー注入を行うためには顔の血管の解剖学に関する知識を洗練し，明確にすることが重要です．ここはDr. Rod Rohrichが解説します．
- レーザーや超音波技術，radiofrequencyの最小侵襲技術による治療の限界や安全領域を明確にし，顔面頚部領域における治療を最適化することと，最大限の安全性の確保について，Dr. Erez DayanとDr. Victor Rossが解説します．

『FACIAL DANGER ZONES』の執筆にあたっては，提示した解剖が正確であるか，顔面軟部組織の複雑な解剖がわかりやすく伝えられているかを確認するために解剖実習室に立ち戻りました．文章による説明ではわかりにくい複雑な内容については読者が簡単に理解できるように，解剖写真やイラストと短編動画を組み合わせて示しました．本の書式は知識を効率化するためのもので，動画や電子書籍とともに，本書で得た知識をもとに手術室や治療室の現場で，自信をもって安全に美容手技が実施できるように心から願っています（訳注：日本語版では電子書籍は付けていない）．

美容医療手術を行う医師の責任は，結果の精度を高めることと患者の安全を確保することにあります．美容医学の芸術性は視覚的で直感的ですが，一貫した分析基盤は基本的かつ徹底的な解剖知識と，解剖と顔面形態の関係性の理解です．本書を通して読者が顔面軟部組織解剖を3次元的に理解し，手技の際にデンジャーゾーンに気づくように心から願っています．そして患者と医師の両者にとって，安全で満足のいく結果が得られるように心から願っています．

Rod J. Rohrich, MD
James M. Stuzin, MD
Erez Dayan, MD
E. Victor Ross, MD

献辞/謝辞

われわれはすべての患者の安全のためにこの本を捧げます．われわれのこの仕事によって臨床医が安全に目を向けるようになることを願っています．読者にとって本書は，本書が示した手技により最高の治療を提供できる最高の形成外科，皮膚科，顔面形成外科，眼形成外科の専門医になるための手引きとなるでしょう．

美容外科はあなたの患者と，彼らの安全および治療結果を最優先事項としています．本書はこの必要性に注目し，医師として有害事象を起こさない「Do No Harm（訳注：ヒポクラテスの誓いより）」という責任をもつことを使命としています．

日常診療において医療の実践を通じて，われわれがより優れた，より思いやりのある医師にとなる手助けをしてくれたすべての患者に，謝意と敬意を表します．

特に，本書の完成を手伝ってくれたスタッフ，われわれの長期的なアシスタント兼管理者である Diane Sinn，われわれの偉大な Thieme のスタッフである Judith Tomat と出版社の Sue Hodgson，そしてこの素晴らしい本の各ページに専門知識を活かしたイラストを描いてくれた Amanda Tomasikiewicz に感謝します．

Rod J. Rohrich, MD
James M. Stuzin, MD
Erez Dayan, MD
E. Victor Ross, MD

目次

日本語版推薦の序 iii

日本語版の序 v

序 vii

献辞/謝辞 ix

Video Contents xii

執筆者一覧 xiv

I 顔面神経

1　顔面組織解剖の概要 .... 山本 裕　3

2　顔面脂肪のコンパートメント .... 西村 礼司　16

3　概要：顔面神経のデンジャーゾーン .... 赤石 渉　25

4　顔面神経側頭枝 .... 赤石 渉　32

5　頬骨枝と頬筋枝 .... 赤石 渉　40

6　顔面神経下顎縁枝と頚枝の保護 .... 平山 晴之　47

7　大耳介神経 .... 平山 晴之　55

8　手技上の配慮：拡大 SMAS 剥離と外側 SMAS 切除/広頚筋開窓 .... 牧野 陽二郎　61

II フィラーと神経調節因子

9　はじめに .... 竹内 直子　73

10　デンジャーゾーン 1 ― 眉間領域 .... 竹内 直子　75

11　デンジャーゾーン 2 ― 側頭部領域 .... 森山 壮　82

12　デンジャーゾーン 3 ― 口唇領域 .... 竹内 直子　87

13　デンジャーゾーン 4 ― 鼻唇溝領域 .... 藤本 雅史　93

14　デンジャーゾーン 5 ― 外鼻領域 .... 藤本 雅史　99

15　デンジャーゾーン 6 ― 眼窩下部領域 .... 森山 壮　107

Ⅲ エネルギーデバイス

16 アブレイティブレーザーの安全性を最大限に高める ……………………… 髙倉 真由佳 115

17 ノンアブレイティブレーザーの安全性を最大限に高める ……………… 髙倉 真由佳 120

18 トリクロロ酢酸とジェスナー液を併用したケミカルピーリングの安全性 ……… 髙倉 真由佳 122

19 ラジオ波(RF)機器の安全性を最大限に高める …………………………… 西村 礼司 125

20 低温脂肪溶解法の安全性を最大限に高める ……………………………… 西村 礼司 130

21 マイクロニードル法の安全性を最大限に高める ………………………… 西村 礼司 133

索引 …………………………………………………………………………………………… 137

表紙画 画狂人 井上 文太

Video Contents

Video 1-1   Overview–Relationship of Facial Nerve to Superficial and Deep Fascia
概要—顔面神経と浅筋膜および深筋膜の関係

Video 2-1   Facial Fat Compartments
顔面脂肪のコンパートメント

Video 3-1   Overview Danger Zones: Facial Nerve
概要—デンジャーゾーン：顔面神経

Video 4-1   Danger Zone Frontal Branch
デンジャーゾーン　側頭枝

Video 5-1   Danger Zone Buccal and Zygomatic Branch
デンジャーゾーン　頬筋枝と頬骨枝

Video 6-1   Danger Zone Marginal and Cervical Branch
デンジャーゾーン　下顎縁枝と頚枝

Video 7-1   Danger Zone Great Auricular Nerve
デンジャーゾーン　大耳介神経

Video 8-1   Facelift Techniques
フェイスリフトのテクニック

Video 8-2   Extended SMAS Dissection
拡大 SMAS 剥離

Video 8-3   SMAS Fixation Vertical Vector
SMAS 固定垂直ベクトル

Video 8-4   Lateral SMASectomy SMAS Stacking
外側 SMAS 切除　SMAS スタッキング

Video 8-5   Neck Lift: Lateral Platysmal Window
ネックリフト：外側プラティスマル・ウィンドウ

Video 10-1   Danger Zone 1: Brow and Glabella
デンジャーゾーン 1：眉と眉間

Video 10-2   Filler Injection in the Glabellar Region
眉間領域へのフィラー注入

Video 11-1   Danger Zone 2: Temporal Region
デンジャーゾーン 2：側頭部領域

Video 11-2   Filler Injection in the Temporal Region
側頭部領域へのフィラー注入

Video 12-1   Facial Danger Zone 3: Oral Commissure and Lips
デンジャーゾーン 3：口角と唇

Video 12-2   Filler Injection: Lips
フィラー注入：唇

Video 12-3   Filler Injection: Oral Commissure
フィラー注入：口角

Video Contents

Video 13-1　Facial Danger Zone 4: Nasolabial Fold
　　　　　　デンジャーゾーン 4：鼻唇溝

Video 13-2　Filler Injection: Nasolabial Fold
　　　　　　フィラー注入：鼻唇溝

Video 14-1　Filler Injection: Nose
　　　　　　フィラー注入：鼻

Video 14-2　Facial Danger Zone 5: Nose
　　　　　　デンジャーゾーン 5：鼻

Video 15-1　Filler Injection: Infraorbital region
　　　　　　フィラー注入：眼窩下領域

Video 15-2　Facial Danger Zone 6: Infraorbital Region
　　　　　　デンジャーゾーン 6：眼窩下領域

Video 18-1　TCA Peel
　　　　　　TCA ピーリング

Video 19-1　Radiofrequency: Microneedling with Bipolar Radiofrequency
　　　　　　ラジオ波：バイポーララジオ波によるマイクロニードル

Video 21-1　Microneedling
　　　　　　マイクロニードル

付録 Web 動画の使い方

本書には，付録の Web 動画と関連する箇所に動画番号（video ○-○）が示してあります．
付録 Web 動画は，PC，タブレット端末，スマートフォン（iOS，Android）でご覧いただけます
（フィーチャーフォンには対応しておりません）．各ページの 2 次元コードからアクセスしてください．

- 動画を再生する際の通信料（パケット通信料）はお客様のご負担となります．パケット定額サービスなどにご加入
  されていない場合，多額のパケット通信料を請求されるおそれがありますのでご注意ください．
- 配信される動画はお客様への予告なしに変更・修正が行われることがあります．また配信を停止する場合もあり
  ますのでご了承ください．
- 動画は書籍の付録のため，ユーザーサポートの対象外とさせていただいております．ご了承ください．

執筆者一覧

Erez Dayan, MD
Harvard Trained Plastic Surgeon
Dallas Plastic Surgery Institute
Dallas, Texas

Raja Mohan, MD
Accent on You Plastic Surgery
Arlington, Texas

Rod J. Rohrich, MD, FACS
Founding Professor and Chair
Department of Plastic Surgery
Distinguished Teaching Professor
UT Southwestern Medical Center
Founding Partner
Dallas Plastic Surgery Institute
Dallas, Texas

E. Victor Ross, MD
Director
Scripps Clinic Laser and Cosmetic Dermatology Center
Scripps Clinic Carmel Valley
San Diego, California

James M. Stuzin, MD
Plastic Surgeon
Institute of Aesthetic Medicine
Chair of the Baker-Gordon Cosmetic Surgery Meeting
Professor of Plastic Surgery (Voluntary)
University of Miami School of Medicine
Miami, Florida

David Dwayne Weir, MNS, APRN, NP-C
Dallas Plastic Surgery Institute
Dallas, Texas

Dinah Wan, MD
Southlake Plastic Surgery
Southlake, Texas

I 顔面神経

1	顔面組織解剖の概要	3
2	顔面脂肪のコンパートメント	16
3	概要：顔面神経のデンジャーゾーン	25
4	顔面神経側頭枝	32
5	頬骨枝と頬筋枝	40
6	顔面神経下顎縁枝と頚枝の保護	47
7	大耳介神経	55
8	手技上の配慮：拡大 SMAS 剥離と外側 SMAS 切除/広頚筋開窓	61

1 顔面組織解剖の概要

James M. Stuzin

要旨

　顔面領域の外科手術を安全に行うためには，軟部組織の解剖を正確に理解することが鍵となる．顔面神経は，変化に富んだ二次元的な分岐パターンを示す一方で，軟部組織構造の一定の平面内に存在している．美容外科医および再建外科医は，外科的に剥離する平面と顔面神経が存在する平面との関係を認識することによって，安全かつ安定した手術を行うことができる．

Keywords：顔面軟部組織の解剖，顔面神経

　本書の主眼は，顔面の手術に携わる医師が顔面の細やかな解剖をより深く理解することにより，手術成績の安定性と患者の安全性の両方を改善することにある．顔面軟部組織解剖への深い造詣は，再建外科手術と美容外科手術のいずれにおいても必須である．また，顔面軟部組織構造の配置を立体的に理解することは，皮弁を挙上する際，顎顔面の骨を展開する際，そして美容外科手術を行う際に不可欠である．

　顔面の手術では，顔面神経の損傷を防ぐことが安全性と機能維持の両面で最も重要であり，そのために不可欠なことは，顔面軟部組織の立体構造を正確に理解することである．しかし，顔面神経の解剖に関する報告は数あるものの，その多くは神経の二次元的な分岐パターンに焦点を当てたものであり，残念ながら，顔面神経の二次元的な解剖は顔面の手術操作をするうえであまり役に立たない．なぜなら顔面神経の分枝パターンには，患者によって，あるいは同一患者であっても左右で，大きなバリエーションが存在するからである．

　顔面神経損傷回避の鍵は，いくつもの平面が組み合わさった顔面軟部組織の立体構造を理解すること，そして外科的に剥離する平面と顔面神経の存在する平面との関係を認識することにある．そう，立体的に考えよう！

1.1　顔面軟部組織の構造配置

　顔面軟部組織は，タマネギの層構造に類似した，一連の同心円状層構造で構成されている．

1.1.1　顔面軟部組織の表層から深層まで

- 皮膚
- 皮下脂肪のコンパートメント
- SMAS（superficial musculo-aponeurotic system：顔面浅筋膜，浅筋膜と同義である）
- 表情筋（SMAS に支持される表層筋）
- SMAS 下の脂肪層
- 顔面深筋膜（部分的に，耳下腺筋膜，咬筋筋膜，深側頭筋膜ともよばれる）
- 顔面神経，耳下腺管，頬脂肪体の存在する平面（**図 1-1a, b**）

I 顔面神経

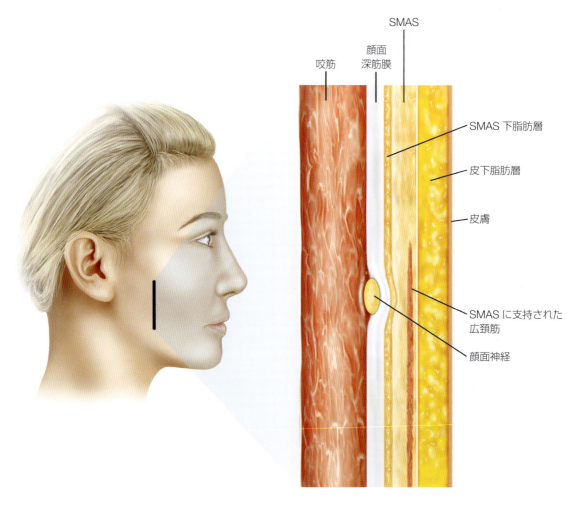

断面図

図 1-1

a 耳下腺前縁付近の頰部外側における断面図．頰部の軟部組織構造は立体的で，一連の同心円状の層から構成されている．表層から深層へ向かって以下のように層が分かれている：①皮膚，②皮下脂肪（コンパートメントに分かれている），③SMAS，④表情筋の浅層（SMASによって支持される），⑤SMAS下脂肪層，⑥顔面深筋膜（部分的に，耳下腺筋膜，咬筋筋膜，深側頭筋膜とも呼ばれる），⑦顔面神経，耳下腺管，咬筋，頰脂肪体の層．顔面を手術する際の「安全性の鍵」は，剥離する平面と顔面神経の存在する平面との関係を認識することである．

1.1.2 顔面神経の平面

- 二次元的な顔面神経の分岐パターンにはかなりのバリエーションがあるものの，顔面神経の存在する平面とほかの筋膜の層との関係は解剖学的に一定である．
- 顔面神経の損傷を避けるための重要なステップは，剥離を行う際に剥離面を正確に確認することである．顔面神経の平面に対して浅くまたは深く剥離することで，運動枝の損傷を防ぐことができる．
- 顔面神経の平面に患者ごとの違いはないものの，解剖学的な層の厚みと見た目は大きく異なるため，その平面を正しく認識することが安全な剥離の鍵となる．
- 皮膚の厚さが患者ごとに異なるように，その深部にある皮下脂肪やSMASの厚さも患者によって異なる．同様に，SMAS下の脂肪の有無や，そのさらに深部にある光沢のある深筋膜の厚みも患者間でかなり異なっている．

1　顔面組織解剖の概要

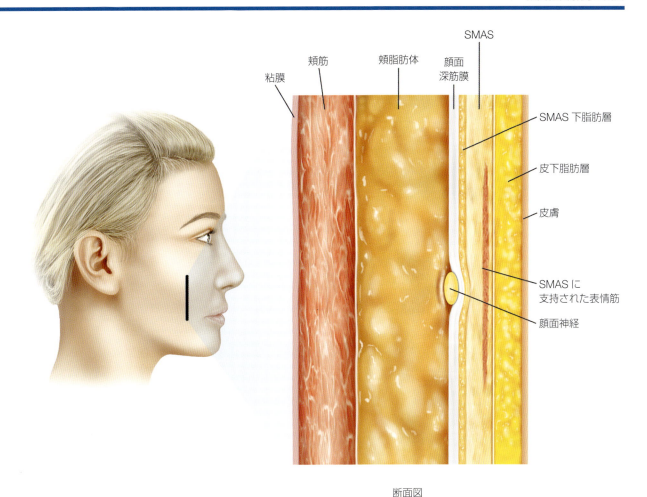

断面図

図 1-1

b　咬筋のすぐ前方で頬脂肪体上の，頬中央部における軟部組織の断面図．同心円状の軟部組織の構造は頬部外側と類似しているが，顔面神経の枝は神経支配する筋肉に向かうにつれて，より表在化していく．この領域では，頬脂肪体と顔面神経の分枝は同じ平面上にあり，深筋膜のすぐ深部にあることに注意する．さらに前方では，顔面神経の分枝が深筋膜を貫通し，表情筋の深部表面に沿って走りながら表情筋を支配している．

■ 一般的に，これらの層は高齢患者よりも若年患者のほうがより厚く認識しやすい．また，再手術や外傷後の再建手術では，筋膜層を見分けるのが難しいかもしれない．それでもやはり，構造的な配置にはすべての患者に共通する普遍性があるため，顔面を手術する際に自分がどの平面を剥離しているのかを自覚することが安全に手術をする鍵となる．（video 1-1）．

video 1-1

I 顔面神経

1.1.3 顔面軟部組織の層

皮膚
- 皮膚の厚みと血管分布は患者によって異なる．
- フェイスリフトや顔面再建のために頭頸部皮弁の挙上を行う場合，SMASの表層にある皮下脂肪内で剥離を行うことが安全の鍵となる．
- 皮下脂肪とSMASとの境界を同定する際には，透過光の使用が正しい剥離面を確認するのに役立つ（図1-2）．

皮下脂肪
- 皮下脂肪の平面は，再建および顔面の美容形成で一般的に利用される剥離面であり，解剖学的には皮膚とその下のSMASの間に位置する．
- 顔面の皮下脂肪は均質な構造ではなく，一連の独立した「顔面脂肪のコンパートメント」に分かれている．
- 皮下脂肪をコンパートメントに分ける線維性隔膜は，耳下腺などの深部に固定された構造からSMASを貫通し表層の皮膚へ停止する連続したリテイニングリガメント（保持靱帯）の遠位部分にあたる．
- 同様に，血管穿通枝も深部から表層へのリテイニングリガメントと並走しているため，1つの顔面脂肪のコンパートメントから隣接するコンパートメントへと剥離が進むと，これらの穿通枝からの出血が見られる．

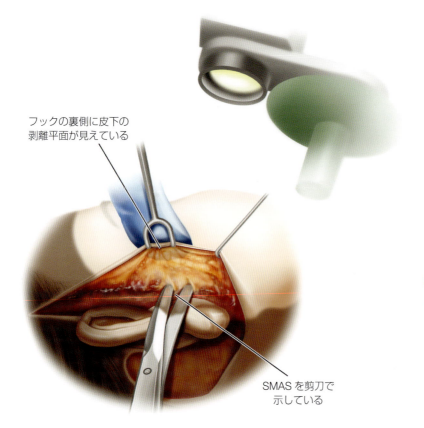

図1-2
術者の逆側から光を当て，透過光を利用することで，皮下脂肪とSMASの境界を同定しやすくなる．加えて，皮弁の厚みをコントロールしやすくなり皮下剥離の精度が高まる．鈍的に皮下剥離すれば基本的に安全ではあるが，皮下脂肪の少ない痩せた患者や再手術症例では，正確な平面で剥離するために透過光が役に立つ．

1 顔面組織解剖の概要

- 頬部外側の耳前部から鼻唇溝に向かって前方へ剥離を進めていく際，通過する各コンパートメントにおける脂肪の厚みや筋膜との連続性は多様である．
  - 耳前部にある外側コンパートメントでは，脂肪は薄く，密で，血管に富む傾向がある．一方，中央コンパートメントでは，厚く，粗で，フワフワしており，血管に乏しく，剥離しやすい傾向がある．
  - 中央コンパートメントと頬骨コンパートメントの移行部分では頬骨靱帯と顔面横動脈からの穿通枝に遭遇するため，頬骨隆起の外側に沿った剥離は線維性でかつ出血しやすい．
- 各顔面脂肪コンパートメントにはそれぞれ違った萎縮の傾向がある．外側コンパートメントは40〜50代から萎縮し始めるが，頬骨コンパートメントの萎縮はさらに10年経過してから生じる傾向がある．顔面の老化に伴う萎縮がなぜ頬部全体に均一ではなく局所的に生じるのかは，顔面コンパートメントごとに特有な解剖学的性質から説明できる（**2 顔面脂肪のコンパートメント**，16頁参照）（**図1-3**）．

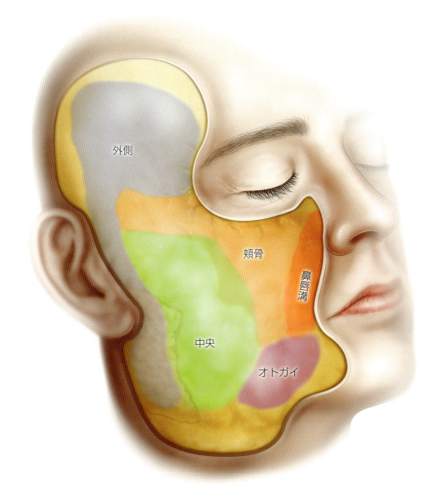

図1-3
顔面の皮下脂肪は，身体のほかの部位とは異なり層が均一ではない．深部に固定された構造物から始まり皮膚支帯として皮膚へ停止するリテイニングリガメントの遠位部分によって，頬部の皮下脂肪は線維性コンパートメントに分割されている．頬部の浅在コンパートメントには（外側から内側へ順に），外側コンパートメント，中央コンパートメント，頬骨コンパートメント，オトガイコンパートメント，鼻唇溝コンパートメントがある．各脂肪コンパートメントは，それぞれに固有の筋膜，厚み，加齢に伴う萎縮傾向を有している．

SMAS

- 顔面浅層の筋膜であるSMASは，身体の他部位における浅筋膜に相当する．SMASは尾側では頚部浅筋膜と連続し，頭側では頭頂部まで伸びており，頭頚部領域内で連続した筋膜層を形成している．
- SMASは，皮膚支帯として知られるリテイニングリガメント遠位部を介して，顔面の皮下脂肪および皮膚と密接に連結している．SMAS，皮下脂肪，および皮膚は，顔面軟部組織の可動ユニットを構成している（顔面の深部に固定された構造とは対照的に）．
- 顔面の形態学的変化の多くは，深部のリテイニングリガメントによる支持が失われることで生じる．加齢に伴って支持が喪失し，顔面の可動ユニットと深部に固定された構造との関係が変化し，顔面脂肪が下垂して放射状に広がる．

表情筋

- 顔面の表情を動かす表情筋は，顔面を覆う皮膚を動かす筋肉である．SMASは表情筋と皮膚を線維性につなぐ役割を果たしているため，表情筋とSMASは緊密に連動している．
- SMASと表情筋の解剖学的な関係は修飾（investiture）と呼ばれ，表情筋の浅部と深部の両面がSMASに裏打ちされている．SMASに取り囲まれた表情筋は皮膚支帯の細い線維によって皮膚に結びつけられており，これによって筋収縮が軟部組織と皮膚の動きを生み出している．
- 外科的観点から見ると，ほとんどの表情筋は顔面神経の存在する平面よりも表層に位置している．これらの筋は顔面神経より浅いため，筋の底面から神経支配を受けている．
- 顔面軟部組織の立体構造のなかで，顔面神経の平面より深い位置に存在する表情筋は，口角挙筋，オトガイ筋，頬筋の3つのみである．これら3つの筋は顔面神経の平面より深部に位置するため，筋の上面から神経支配を受けている（図1-4）．
- 表情筋のある深さと神経支配の解剖学的な関係を理解することは，顔面神経損傷を回避するために重要である．ほとんどの表情筋はその底面から神経支配を受けているため，手術中に表情筋に遭遇した場合，筋の上面に沿って剥離を行えば運動枝の損傷を防ぐことができる．
  - たとえば頬部下方や頚部で広頚筋に遭遇した場合，広頚筋の表層を剥離することで筋の深部を走行する顔面神経の頚枝と下顎縁枝の損傷を防げる．
  - 同様に頬部を剥離する際には，眼輪筋，大頬骨筋，小頬骨筋の表層を剥離すれば，これらの筋はその底面から神経支配されているため，筋の神経支配を温存することができる（図1-5）．

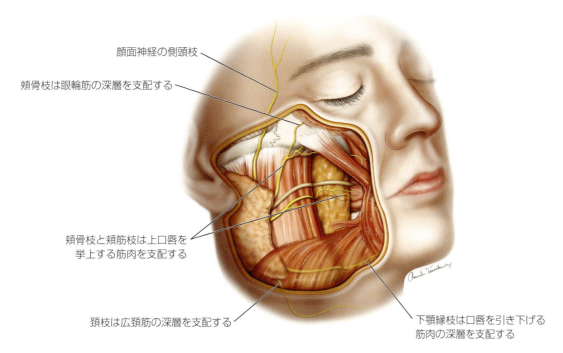

図1-4
表情筋は顔面軟部組織のさまざまな層に位置している．たとえば眼輪筋は，皮膚の直下に位置している（高齢者にカラスの足跡のような動的シワを作り出す）．一方，頬筋のように深い位置にある筋肉は，口腔粘膜下に位置している．

ほとんどの表情筋は顔面神経の平面よりも表層にあるため，筋の底面から神経支配を受けている．このため，表情筋の表面に沿って（すなわち，頬部と頚部では広頚筋よりも浅い層で）剥離を行えば，運動枝の損傷を防ぐことができる．

一般に，顔面神経の枝は，神経支配する筋肉に到達するまで深筋膜の深部に存在する．その後，深筋膜を貫通し，筋の底面から支配する．例外は側頭枝と頚枝である．この図では，神経支配を受ける筋肉と神経枝の深さを示すために，深筋膜が取り除かれている．頚枝は通常，内側から広頚筋を支配する前に，深筋膜を横方向に貫通してから SMAS と深筋膜の間，広頚筋直下を走行していることに注意する．同様に，側頭枝は頬骨弓の上を頭側に通過した後，SMAS と深筋膜の間を走行している．

顔面深筋膜

- SMAS と同様に，顔面の深筋膜は頚部の深筋膜が顔面へと連続したものである．解剖学的にも身体の他部位における深筋膜と類似している．
- 連続した層として存在するにもかかわらず，顔面の深筋膜は領域ごとに特定の名称で呼ばれている．耳下腺を覆う深筋膜は耳下腺被膜，咬筋を覆うものは咬筋筋膜，側頭部では深側頭筋膜と呼ばれることが多い．
- **ここで覚えておくべき重要な点は，「頬部において顔面神経のすべての枝は耳下腺を出た後，顔面の深筋膜よりも深部を走る」ということである．**
- したがって，剥離が深筋膜の表層にとどまる限り，頬部のほとんどの部位で運動枝の損傷を防ぐことができる．解剖学的観点からは，深筋膜があるおかげでSMASの下を安全に剥離することができる．深筋膜はSMAS下の剥離面と顔面神経の間で緩衝帯の役割を果たしてくれる（図1-6）．

Ⅰ 顔面神経

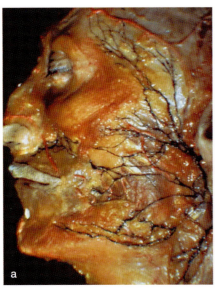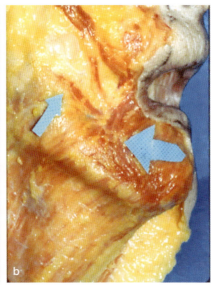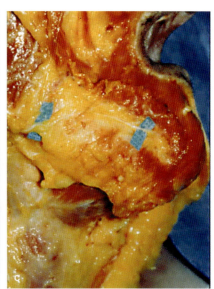

図 1-5
a 顔面神経の解剖（Dr. Julia Terzis による）．頬骨隆起直上の領域は，上方の側頭枝と下方の頬骨枝の境界となっており，頬骨隆起の真上で剥離を行えば誤って神経を損傷せずにすむ．また，上口唇の挙筋群はその底面から神経支配を受けているため，これらの筋肉より浅層での剥離も同様に安全である．
〔Surgical Rejuvenation of the Face. Baker, Gordon and Stuzin in 1996 published by Mosby より〕
b 頬部を剥離する際に遭遇する可能性のある表情筋を示す．大頬骨筋（口角結節に停止），笑筋（小矢印），広頚筋，口角下制筋（大矢印），下唇下制筋，を示している．他の下口唇の下制筋と比べた広頚筋の大きさに注目してほしい．広頚筋は口唇に直接停止していないものの，大きな笑顔や表情を作るうえで広頚筋の機能は重要である．
これらの筋肉は，頚枝と下顎縁枝の間に存在する交通枝によって互いにつながって機能している．
〔Lambros, V, Stuzin, JM, The Cross-Cheek Depression: Surgical Cause and Effect in the Development of the "Joker Line" and its Treatment. Plast Reconstr Surg. 122: 1543, 2008 より〕
c 底面から支配している下顎縁枝を示すために，口角下制筋と口唇下制筋を翻転している．

顔面神経，耳下腺管，頬脂肪体

- 深筋膜の深部には，顔面神経，耳下腺管，頬脂肪体が存在する平面がある．
- 言うまでもなく，頬部で軟部組織を剥離する際にはこの平面を避ける．
- 顔面神経の平面より深部には，耳下腺，咬筋，深在顔面脂肪コンパートメント，骨膜などの固定された構造がある．

1.1.4　リテイニングリガメント（保持靱帯）

- 頬部のリテイニングリガメントは，特定の位置に存在しており，重力に抗して顔面の軟部組織を支えている．
- これらの靱帯は深筋膜よりも深部から起始し，深部の固定構造から SMAS を通過し，皮膚支帯を介して皮膚に停止している．
- 解剖学的位置に基づいて，それぞれの靱帯には名前が付けられている．
  - 耳下腺（主葉と副葉の両方）から起始する靱帯は**耳下腺皮膚靱帯**とよばれ，頬部外側の軟部組織を支えている．
  - 頬骨外側の骨膜から起始する靱帯は**頬骨靱帯**とよばれ，頬部の上部と外側を支持し，頬脂肪体を頬骨外側に固定している．
  - 咬筋の前縁に沿って起始する靱帯は**咬筋皮膚靱帯**とよばれ，頬部の中・下部と下顎の脂

1 顔面組織解剖の概要

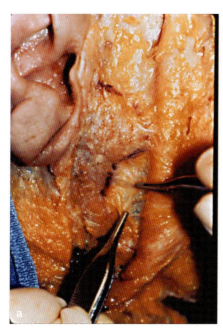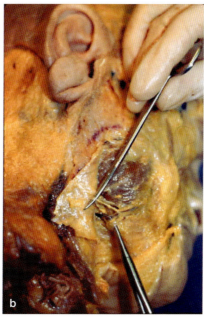

図1-6

a SMASと深筋膜の剥離．耳下腺被膜と咬筋筋膜が露出している．

b 頰部で顔面神経の枝が深筋膜よりも深部を走っている．このため，頰部のSMAS下を剥離する際に，深筋膜の表層に沿って剥離を進める限り安全である．剥離する平面と顔面神経の存在する平面との関係を認識することは，顔面神経の損傷を防ぐうえで不可欠な要素である．

〔Stuzin, JM, Baker, TJ, Gordon, HL: The relationship of the superficial and deep facial fascias: relevance to rhytidectomy and aging. Plast Reconstr Surg, 89: 441 1992 より〕

肪を支えている．

- 下顎結合付近および結合部の骨膜から起始する靱帯は**下顎靱帯**とよばれ，オトガイ脂肪体を下顎結合部に固定している．

■ 皮下およびSMAS下に剥離を行うと靱帯に達することは，外科的に重要な意味がある．

- 一般的に，SMAS下では厚く明瞭な靱帯が見られる．一方SMAS上では，皮膚支帯が放散しながら頬部の皮膚に停止するため，より多くの細い線維へ枝分かれしていく．
- 皮下またはSMAS下で剥離する際，靱帯に注目することによって剥離がリテイニングリガメントに固定された領域よりも遠位（頰の可動部）まで進んだことがわかるだけでなく，皮弁を再配置するために必要な剥離範囲を示す解剖学的ランドマークとして役立つ（図1-7）．

耳下腺皮膚靱帯

- 耳下腺皮膚靱帯は，耳前部および頰部外側の皮膚をその下にある耳下腺被膜へ固定する緻密な線維性構造である．
- この靱帯は耳前部の外側脂肪コンパートメントと密接に関連しており，耳前部の皮下を剥離する際に線維と筋膜が多い原因となっている．

頰骨靱帯

■ 頰骨靱帯は頰骨外側の骨膜から起始する緻密な靱帯であり，頰骨弓が外側頰骨隆起と合わさる領域で容易に確認することができ，頰骨の外側へと連続している．

■ 頰骨靱帯は通常，複数に分かれた太い線維であり，頰骨の外側を剥離する際に皮下とSMAS下のいずれでも確認できる．

■ 外科的な視点からは，頰骨靱帯の外側部を皮下の平面で剥離しておくことで，頸部・顔面の皮弁を挙上した際の可動性がよくなる．

■ 同様に，頰骨靱帯をSMAS下で剥離しておくことで，頰脂肪体を再配置して頰骨外側の

I 顔面神経

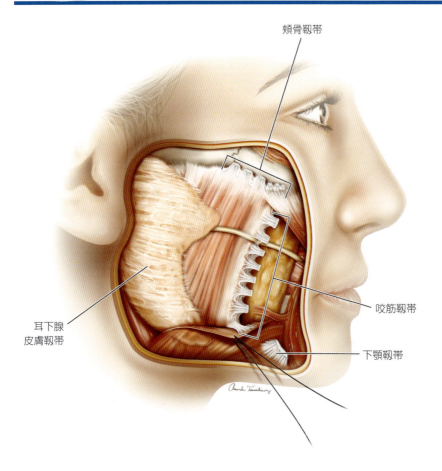

図1-7
頬部のリテイニングリガメントは，深部の固定構造から起始し，表層に向かってSMASを通過し，皮膚支帯として皮膚に停止している．
頬部の靱帯には，①耳下腺皮膚靱帯　②頬骨靱帯　③咬筋靱帯　④下顎靱帯がある．
すべての靱帯が同じ密度ではなく，通常，耳下腺皮膚靱帯，頬骨靱帯の外側部，咬筋靱帯の上部が頬部リテイニングリガメントのなかで特に丈夫な靱帯である．

ボリュームを取り戻すことができる．このような頬脂肪体の解剖学的な再配置は，顔面若返り手術における拡大SMAS法および高位SMAS法の基礎となっている（図1-8）．

咬筋靱帯

- 咬筋靱帯は咬筋の前縁全体に沿って伸びている．特に細く緻密な線維が咬筋の上縁に沿って見られ，頬骨靱帯の下方と連続している．
- 咬筋前縁の中央部では特に靱帯が弱い傾向にあるが，尾側でもあまり目立たない線維性構造であり，下顎角付近で広頸筋とオトガイ脂肪を尾側の咬筋へ固定している．

下顎靱帯

- 下顎靱帯は下顎骨の傍結合領域に沿って付着しており，内側方向へオトガイ脂肪体を貫通することで，オトガイ部の軟部組織を下顎骨結合へ固定している．
- 下顎靱帯は密な線維で，オトガイ脂肪体を貫通して尾側に伸び，下顎結合の尾側境界に沿って挿入される．
- 下顎靱帯の尾側停止部は，加齢に伴いオトガイ下に生じるシワに関与している．高齢者の横顔では，オトガイ下のシワが老化したオトガイと頸部を区分している．このシワは，解剖学的に下顎靱帯の尾側挿入部に並んだ広頸筋内側部の付着部が折り重なることで形成される（図1-9）．

1 顔面組織解剖の概要

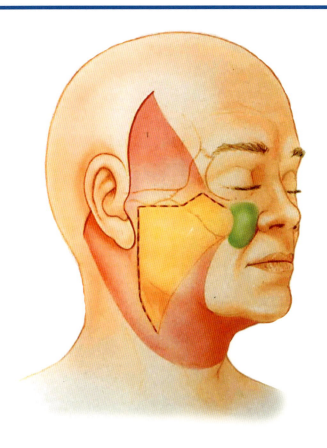

図 1-8
拡大 SMAS または高位 SMAS の剥離によって，耳下腺皮膚靱帯，頬骨靱帯外側部，および咬筋靱帯上部の拘束から SMAS を解放することで，頬骨脂肪体（緑色で示す）と頬部の脂肪を挙上することが可能になる．これによって，フェイスリフトによる顔面の形態改善効果が向上する．皮弁の適切な可動性を得る際には，顔面の靱帯をすべて剥離する必要があるわけではないが，耳下腺，頬骨外側，咬筋上部に沿った強固な靱帯から SMAS を剥離することは，フェイスリフトにおける顔面脂肪を安定して再配置するうえで重要な要素である．

リテイニングリガメントの外科的意義

- リテイニングリガメントの手術における重要性は，顔面若返り手術で皮膚と SMAS を授動する際に必要な剥離範囲をリテイニングリガメントが指し示している点である．
- 皮弁を授動する際，頬部外側の固定された領域から頬部前方の可動領域へと進むためには，頬骨靱帯の付着部より前方，かつ，咬筋とそこに隣接する咬筋靱帯の前方まで剥離しなければならない．
- SMAS 下の剥離に関して，頬部外側の SMAS は耳下腺，耳下腺副葉，頬骨外側，咬筋上部と強固に連続しており，すべて靱帯線維の密度が高い領域になっている．
- このため，SMAS を適切に授動するには耳下腺，耳下腺副葉，頬骨外側，および咬筋上部の靱帯から剥離する必要がある．
- SMAS がこれらの構造から分離されると，頬部前方にある SMAS 下の可動領域に入ることができ，剥離も線維性操作ではなくなる（**8　手技上の配慮：拡大 SMAS 剥離と外側 SMAS 切除/広頚筋開窓**，61 頁参照）．
- 皮膚の剥離と SMAS 下の剥離のいずれにおいても，剥離操作がリテイニングリガメントによる拘束領域を越えた後は，それ以上前方に剥離しても軟部組織の可動性は改善されず，むしろ合併症率を高めるだけである．リテイニングリガメントを越えたところが必要な剥離範囲の限界ラインであることを認識すれば，それぞれの患者に合わせて皮弁を授動することができるようになり，術後の回復と結果における精度と一貫性を高めることができる．

I 顔面神経

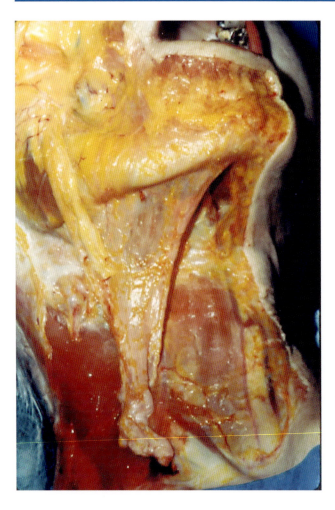

図 1-9
下顎骨結合付近の骨膜への広頚筋の停止と下顎骨結合は，下顎靱帯を形成している．若年者では，この靱帯がオトガイ部の軟部組織体を解剖学的に正しく保持している．下顎骨結合尾側に沿った広頚筋の停止は，加齢に伴って下顎と頚部の間に生じるオトガイ下のシワに関連している．

1.2 まとめ

　顔面ほど解剖学的に複雑な部位はほかにないだろう．外科手術の観点からは，軟部組織の細やかな解剖を認識することでしか顔面神経損傷のリスクを払拭することはできない．顔面神経の分岐パターンは多様であるため，頬部の手術を安全に行う鍵は，顔面神経の平面を認識して，手術で剥離する平面を神経の存在する平面よりも表層または深層に確実にずらすことである．
　頬部の手術をするときには，立体的に考えること！そして，剥離平面を意識すること！

推奨文献

Baker DC, Conley J. Avoiding facial nerve injuries in rhytidectomy: anatomic variations and pitfalls. Plast Reconstr Surg. 1979; 64: 781-795

Freilinger G, Grube H, Happak W, Pechmann U. Surgical anatomy of the mimic muscle system and the facial nerve: importance for reconstructive and aesthetic surgery. Plast Reconstr Surg. 1987; 80: 686-690

Bosse JP, Papillon J. Surgical anatomy of the SMAS at the malar region. In: Maneksha RJ, ed. Transactions of the IX International Congress of Plastic and Reconstructive Surgery. New York: McGraw Hill; 1987

Furnas DW. The retaining ligaments of the cheek. Plast Reconstr Surg. 1989; 83: 11-16

Mendelson BC, Wong CH. Surgical Anatomy of the Middle Premasseter Space and Its Application in Sub-SMAS Face Lift Surgery. Plast Reconst Surg. 2013; 132: 57-64

Mendelson BC, Muzaffar AR, Adams WP, Jr. Surgical Anatomy of the Midceek and Malar Mounds. Plast Reconstr Surg. 2002; 110: 885-896

Mendelson BC, Jacobson SR. Surgical anatomy of the midcheek: Facial layers, spaces and the midcheek segments. Clin Plast Surg. 2008; 35: 395-404

Mitz V, Peyonie M. The superficial musculo-aponeurotic system (SMAS) in the parotid and cheek area. Plast Reconstr Surg. 1976; 58: 80-88

Roostaeian J, Rohrich RJ, Stuzin JM. Anatomical Considerations to Prevent Facial Nerve Injury. Plast Reconstr Surg. 2015; 135: 1318-1327

Seckel BR. Facial Danger Zones: Avoiding nerve injury in facial plastic surgery. 2nd ed. Boca Raton, FL: CRC Press; 2010

Skoog T. Plastic Surgery: New Methods and Refinements. Philadelphia: WB Saunders; 1974

Stuzin JM, Baker TJ, Gordon HL. The relationship of the superficial and deep facial fascias: relevance to rhytidectomy and aging. Plast Reconstr Surg. 1992; 89: 441-449

Tzafetta K, Terzis JK. Essays on the Facial Nerve: Part I. Microanatomy. Plast Reconstr Surg. 2010; 125: 879-889

I 顔面神経

2 顔面脂肪のコンパートメント

James M. Stuzin

要旨

　顔面の脂肪は，コンパートメントで区切られているという点で，ほかの体の部位とは違っている．それぞれの脂肪コンパートメントは，隔壁によって区切られ，穿通枝により局所的に血液供給を受け，加齢によって萎縮していく傾向がある．コンパートメントの移行部では顔面神経の枝がしばしば浅在化するため，コンパートメントの解剖を知ることが頬部の皮下を安全に剥離するための鍵である．またコンパートメント単位での脂肪萎縮を認識することは，顔面の若返りのためにボリュームを補充する際のガイドラインとなる．

Keywords：顔面脂肪コンパートメント，顔面萎縮

Key Points

- 顔面の皮下脂肪は均質ではなく，明瞭な線維性隔壁によって一連のコンパートメントに分割されている．
- それぞれの顔面脂肪コンパートメントは，独自の血液供給，厚み，筋膜をもっている．
- 薄く線維に富むコンパートメントもあれば，容易に剥離できて多量の脂肪を含んだコンパートメントもある．耳前部から前方へ皮下の剥離を進めた際に，解剖学的特徴が段階的に変化していくのは，顔面脂肪のコンパートメントによるものである．
- 顔面脂肪コンパートメントの存在は，加齢による顔面の萎縮が頬全体で均一に生じるのではなく部分的に生じているという観察を裏付けており，顔面の萎縮を理解するモデルとしても役立つ．
- 顔面脂肪のコンパートメントは，SMAS（浅筋膜）の表層と深層の両方に存在する（**図2-1a, b，図 2-2**）．
  - 皮下の浅在顔面脂肪コンパートメントは SMAS より表面にあり，SMAS によるフェイスリフトで操作できるのはこの浅在脂肪である．
  - 眼窩，上顎骨，頬骨，梨状孔に沿って顔面の前方に存在している深在顔面脂肪コンパートメントは，表情筋よりも深部にあり，眼窩から中顔面にかけて骨膜上に位置している．頬の深部脂肪は下眼瞼の脂肪と接している．これら中顔面前方の深部脂肪が，頬前面にボリュームを与えている．
  - 浅在顔面脂肪コンパートメントと深在顔面脂肪コンパートメントの両方が時間とともに萎縮し，この萎縮が顔面の加齢で見られる多くの形態変化の原因となっていることに注目する．

2.1　浅在顔面脂肪コンパートメント

- 顔面の浅在脂肪層は，深部リテイニングリガメントの停止部分によって特定のコンパートメントに分けられている．この深部リテイニングリガメントは，深層から浅層まで頬を貫き，皮膚支帯として皮膚に停止する．

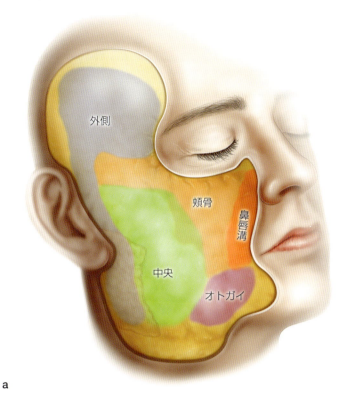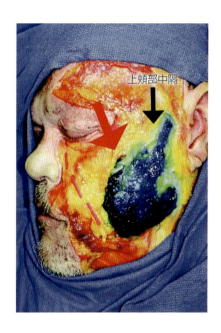

図 2-1
a 浅在顔面脂肪コンパートメントは皮下の層に位置しており，リテイニングリガメントの停止部分によって区分けされている．頬の浅層コンパートメントは5つあり，外側から内側に向かって①外側，②中央，③頬骨，④オトガイ，⑤鼻唇溝に分かれている．それぞれのコンパートメントは，独自の隔壁と独自の穿通枝による血液循環を有し，固有の加齢に伴う萎縮傾向がある．
b 頬部の浅在顔面脂肪コンパートメントをカダバー解剖で示す．青く染色されたコンパートメントが中央コンパートメントである．赤い矢印は，中央コンパートメントと頬骨コンパートメントの境界を示している．この境界は，頬骨外側に沿った高密度の頬骨靱帯によって区分されている．

〔Reproduced from Rohrich, R. Pessa, J. The Fat Compartments of the Face: Anatomy and Clinical Implications for Cosmetic Surgery. Plast. Reconstr. Surg. 119: 2219, 2007 より〕

- リテイニングリガメントの線維は，SMASをバラバラに貫通するのではなく特定の位置で貫通する．このため，貫通した線維がコンパートメントを区切る線維性の隔壁となっている．
- これらのつながりあった境界線は，血管の穿通枝が深層から浅層へと貫通する場所でもある．
- このことは，皮下を剥離している際に多数の穿通枝に出会ったら浅在コンパートメントの移行部分に差し掛かった指標になる，という点で手術において重要である．
- 浅在顔面脂肪コンパートメントは多数あるものの，フェイスリフト手術時に展開するコンパートメントは，外側，中央，頬骨，オトガイ，鼻唇溝，の5つである．
- 皮下の剥離は耳介前方から内側へ向かって進むため，直視下で剥離すれば，外科医は自分がどのコンパートメントを剥離しているのか，いつコンパートメント間の境界を越えるのかを認識することができる（図2-3，video 2-1）．

video 2-1

I　顔面神経

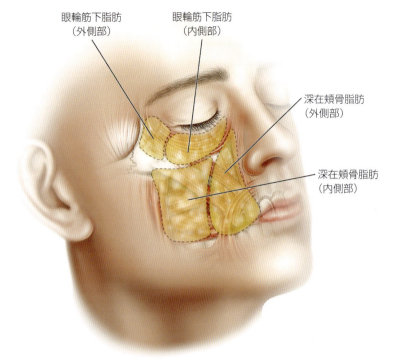

眼輪筋下脂肪（外側部）
眼輪筋下脂肪（内側部）
深在頬骨脂肪（外側部）
深在頬骨脂肪（内側部）

図 2-2
深在顔面脂肪コンパートメントは，表情筋より深く，中顔面の骨膜より浅い層にある．下眼瞼の深在脂肪は眼輪筋の直下に位置し，内側と外側コンパートメントに分かれている．
頬部の深在脂肪も同様に，上口唇挙筋群の直下に位置しており，内側と外側コンパートメントに分かれている．
若年者では，眼窩周囲と頬部の深在脂肪が組み合わさって下眼瞼から頬部にかけてのボリュームを支えている．加齢に伴って深在脂肪が萎縮することで頬前方のボリュームが減少し，眼瞼と頬の境界線に沿った急な窪みが生じる．この変化は眼窩下部のV字変形にも関係している．

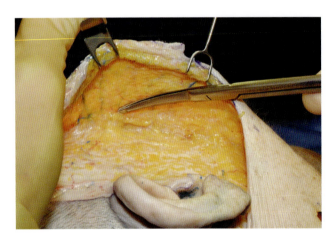

図 2-3
頬骨外側に沿った中央コンパートメントと頬骨コンパートメントの移行部が，カダバーで剖出されている．コンパートメント間を移動するとき，リテイニングリガメントと穿通枝に出会う．写真中の剪刀は，頬骨からのリテイニングリガメントが皮膚に停止している場所を示している（このリテイニングリガメントが，中央コンパートメントと頬骨コンパートメントを区分している）．
この領域では靱帯線維が密集しているため，剥離に適切な表面を同定することが難しい．また顔面神経頬枝がSMASの直下を走行しているため，中央コンパートメントと頬骨コンパートメントの境界に沿って浅い層で剥離したほうが安全である．ここでは，多数の穿通枝が存在する．これは，コンパートメント間の境界に沿って存在する穿通枝として典型的な例である．中央コンパートメントの前方まで剥離が進めば，頬部の可動領域に達する．

2.1.1　外側コンパートメント

- 外側コンパートメントは，耳前部領域の細長く薄い部分から浅側頭動脈に沿って側頭領域まで連続している．
- 外側コンパートメントは通常，幅わずか3～5cmであり，高密度で血管豊富な線維性の脂肪で構成されている．
- 外側コンパートメントは耳下腺の真上に位置しており，耳下腺の前方まで剥離が進むと中央コンパートメントに移るため脂肪に含まれる線維の密度が少なくなる（図 2-4）．

2　顔面脂肪のコンパートメント

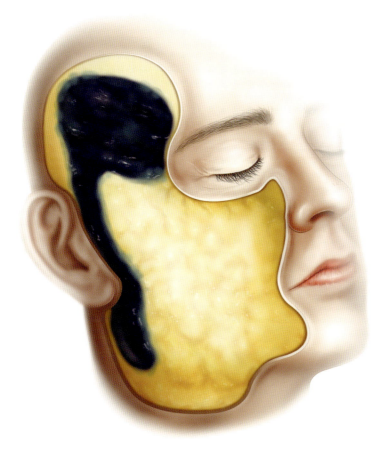

図 2-4
外側コンパートメントは耳下腺領域に位置する細長いコンパートメントである．このコンパートメントは耳下腺を覆い，さらに浅側頭動脈に沿って側頭部まで連続している．この外側コンパートメントは密度が高く，筋膜と線維が豊富であることが多い．

2.1.2　中央コンパートメント

- 中央コンパートメントは，耳下腺よりも内側，咬筋の前縁より外側にある．
- 中央コンパートメントは，外側コンパートメントと比べて厚みがあり，線維が少なく，血管が乏しい．フェイスリフト手術における頬部皮下剥離の大部分は，この中央コンパートメント内で行われる．
- この大きな中央コンパートメントは，厚みがあり血管に乏しいため剥離しやすい．
- 中央コンパートメントの前縁は咬筋靱帯によって，上縁は頬骨靱帯によって区画されている．中央コンパートメントの前縁は，頬骨コンパートメントとオトガイコンパートメントに隣接している．
- 中央コンパートメントと，頬骨コンパートメントやオトガイコンパートメントとの境界を剥離する際には，これらのコンパートメントを区画しているリテイニングリガメントの停止部線維に出くわす．この剥離操作ではコンパートメント間を上行する穿通枝にも出くわすため出血しやすい．
- さらに前方まで剥離が進むと，頬骨コンパートメントとオトガイコンパートメントに入るため，再び厚みがあり剥離しやすい脂肪層に入る．
- 中央コンパートメント，頬骨コンパートメント，オトガイコンパートメントの移行部は，解剖学的に頬の固定領域と可動領域との境界と一致している（図 2-5）．

I 顔面神経

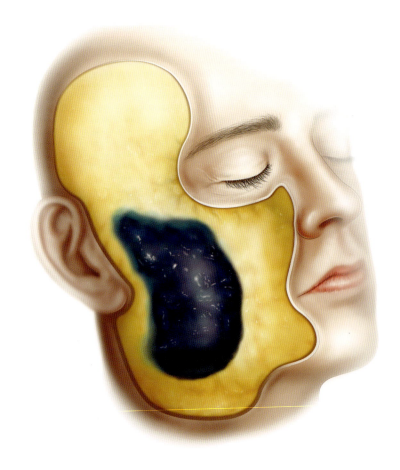

図 2-5
中央コンパートメントは外側コンパートメント，頬骨コンパートメント，オトガイコンパートメントに囲まれている．この中央コンパートメントは，厚みがあり，血管が乏しい．フェイスリフトでの大部分の皮下剥離は中央コンパートメント内で行われる．中央コンパートメント前縁は頬骨靱帯と咬筋靱帯によって区切られている．この境界線は，頬外側の固定領域と前方の可動領域との境界と一致している．

2.1.3 浅在頬骨コンパートメント

- 浅在頬骨コンパートメントは頬骨隆起の外側に沿って位置しており，鼻周囲へ向かって前方に広がり，頬前方にボリュームをもたらしている．
- 頬の外側（中央コンパートメント）から剥離を進めていくと，顔面横動脈からの多数の穿通枝とマクレガーパッチと呼ばれる頬骨靱帯の密な線維によって頬骨コンパートメントに入る境界を確認することができる．
- 頬骨下面にも咬筋靱帯の上部が存在するため，この部位では密な線維性脂肪と血管によって皮下の剥離する平面を正確に同定することが難しくなっている．
- 頬骨外側では顔面神経頬骨枝がSMAS直下の浅い層を走行するため，安全性を担保する上で正確な剥離平面を同定することが重要である（図2-3，図2-6）．

2　顔面脂肪のコンパートメント

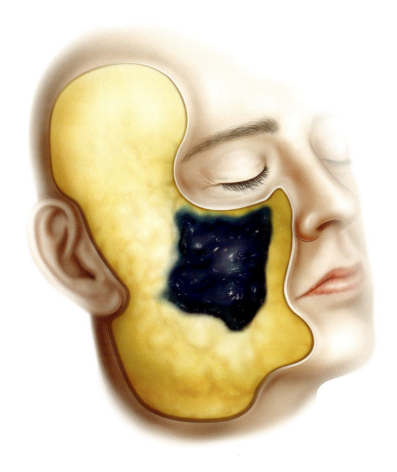

図 2-6
浅在頬骨コンパートメントは頬の前面にボリュームを与え，頬骨と上顎骨の上に位置する．このコンパートメントの外側は頬骨靱帯に区画され，上方は眼窩縁に隣接している．このコンパートメントは「頬骨脂肪体」や「中顔面」とも呼ばれており，顔面若返りのために脂肪を移動させる現代のテクニックにおいて重要な領域である．

2.1.4　オトガイコンパートメント

- オトガイコンパートメントはフワフワした厚い脂肪からなり，下顎靱帯と咬筋靱帯の間に位置しており，広頚筋の顔面部分を覆っている．
- オトガイコンパートメントの脂肪は，血管に乏しく，容易に剥離できる．
- 加齢に伴って咬筋靱帯の支持力が弱まると，広頚筋とそれを覆うオトガイ部の脂肪が頚部へとずり落ち，下顎骨の境界が不明瞭になる．
- オトガイコンパートメントは加齢によってあまり萎縮しないため，このオトガイ部の脂肪が下方へ移動するとともに，隣接する口唇周囲のコンパートメントが萎縮することで，中高年ではオトガイコンパートメントが目立つようになる（図 2-7a, b）．

2.1.5　鼻唇溝コンパートメント

- 鼻唇溝コンパートメントは鼻唇溝のすぐ外側，頬骨コンパートメントの前方に位置する．
- このコンパートメントは通常，厚く高密度の脂肪からなり，加齢によって萎縮することはほとんどない．
- このため，加齢によって隣接する頬骨コンパートメントと口唇周囲のコンパートメントが萎縮することで鼻唇溝コンパートメントが目立つようになる（図 2-8）．

I　顔面神経

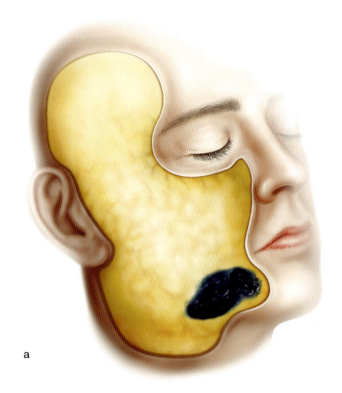
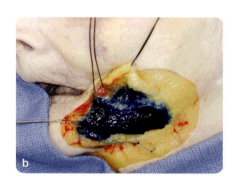

図 2-7
a　オトガイコンパートメントは，外側の咬筋靱帯と内側の下顎靱帯の間に位置し，広頚筋の顔面部分を覆っている．このコンパートメントは，フワフワした厚い脂肪からなり，加齢によって萎縮することはほとんどない．
b　カダバー解剖でのオトガイコンパートメントを示す．オトガイ部の脂肪は広頚筋顔面部の上に位置しており，ここには深い付着部がないため，咬筋靱帯によって解剖学的位置が維持されている．この靱帯による支持が加齢によって減弱することで，広頚筋とオトガイ部の脂肪はともに頚部へずり落ち，下顎の境界線を越えて外側へ放射状に広がるため，下顎の境界が不明瞭になる．

2.2　深在顔面脂肪コンパートメント

- 頬の深在コンパートメントは表情筋より深部に存在し，眼窩-中顔面-梨状孔の骨膜上に位置する．
- 下眼瞼の形態に影響を及ぼす深在顔面脂肪コンパートメントは，眼輪筋よりも深部に位置し，内側と外側のコンパートメントに分かれている．
- 同様に内側と外側のコンパートメントに分かれている深在頬骨脂肪体が，頬の前方部を支えている．
  - 深在頬骨脂肪の内側コンパートメントは梨状孔に沿って位置しており，若年者では口唇周囲と頬部を調和させている．
  - 深在頬骨脂肪の外側コンパートメントは頬の前方への張り出しに寄与し，頬の前方と外側部を調和させている．頬の外側部では頬脂肪体が頬部へと突出しており，頬骨脂肪の外側コンパートメントと接している．
  - この外側コンパートメントは眼窩とも接しており，若年者では眼瞼と頬を調和させている（図 2-2）．

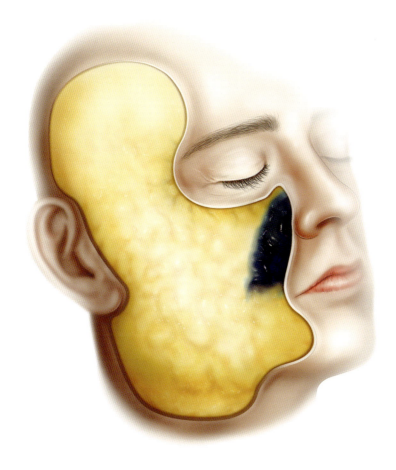

図 2-8
鼻唇溝コンパートメントは梨状孔に沿って，鼻唇溝のちょうど外側に位置している．このコンパートメントは，厚く，血管に富み，加齢によって萎縮することはほとんどない．

2.3　萎縮の解剖

- 顔面の萎縮は加齢とともに生じ，若年から中年への形態的変化に大きく影響している．
- 萎縮は頬全体で均一に生じるのではなく，コンパートメントに依存して生じる傾向がある．異なったコンパートメントでは異なった年齢で萎縮が生じる．
- 通常，40歳台には頬外側で早期の萎縮がみられるようになる（外側と中央コンパートメントで萎縮が生じる）．そして，50歳台になると頬骨部の萎縮が目立つようになる．
- 頬骨部の萎縮は，浅在頬骨コンパートメントと深在頬骨コンパートメントの両方において脂肪が失われた結果である．
- 頬骨部の萎縮は頬前方と下眼瞼に影響するので，頬骨部の萎縮によって頬前方のボリュームが減少し，下眼瞼は垂直方向に長くなる（眼窩下V字変形）．
- 表在性の萎縮と深在性の萎縮を区別することが手術において重要である理由は，表在性の萎縮はSMASを介して表在性脂肪を再配置することで改善できるのに対し深在性萎縮を改善するにはボリューム付加が必要であるためである．
- 筆者はフェイスリフトと組み合わせて，深在コンパートメントの萎縮を修正するための自家脂肪移植をよく行っている．この脂肪移植によって，頬骨前方と梨状孔を覆う骨膜上にボリュームを付加している．
- 深在コンパートメントにボリュームを付加することによって，頬と口唇周囲のふくらみがよくなるだけでなく，下眼瞼の垂直方向の長さが短縮してV字変形が改善する（図2-9）．

I 顔面神経

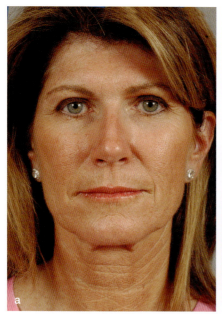
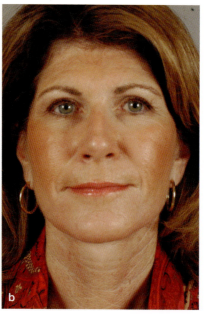

図 2-9
顔面の加齢変化には，浅在・深在頬骨脂肪コンパートメント両方における萎縮が関与している．
深在頬骨コンパートメントが萎縮すると，下眼瞼が垂直方向に長くなる．さらに，頬前方からボリュームが失われ，深在頬骨脂肪と頬脂肪体が接する頬外側と頬前方との境界線が深く明瞭になってくる．
写真の患者には拡大 SMAS フェイスリストと自家脂肪移植による深在頬骨コンパートメントへのボリューム付加を行っており，術前（a）と術後（b）を示している．
〔Sinno, S. Mehta, K. Reavey, P. Simmons, C. Stuzin, J. Current Trends in Facial Rejuvenation: An Assessment of ASPS Members Use of Fat Grafting during Face Lifting. Plast Recontr Surg. 136: 20e, 2015 より〕

2.4　まとめ

　透過光を用いて剥離する層と脂肪コンパートメントを同定しながら，直視下に皮下の剥離を進めることによって，手術の正確性が向上し術後の合併症が減少する．安全性の見地からは，顔面の靱帯を頼りにコンパートメント間の境界を認識し，その境界線と顔面神経のデンジャーゾーンとの位置関係を理解することが，顔面神経損傷を予防するうえで鍵となる（3　概要：顔面神経のデンジャーゾーン，次頁参照）．

推奨文献

Gierloff M, Stöhring C, Buder T, Gassling V, Açil Y, Wiltfang J. Aging Changes of the Midface Fat Compartments: A Computed Tomographic Study. Plast Reconstr Surg. 2012; 129: 263-273

Lambros V. Observations on periorbital and midface aging. Plast Reconstr Surg. 2007; 120 (5): 1367-1376, discussion 1377

Lambros V, Stuzin JM. The cross-cheek depression: surgical cause and effect in the development of the "joker line" and its treatment. Plast Reconstr Surg. 2008; 122 (5): 1543-1552

Rohrich RJ, Pessa JE. The fat compartments of the face: anatomy and clinical implications for cosmetic surgery. Plast Reconstr Surg. 2007; 119 (7): 2219-2227, discussion 2228-2231

Rohrich RJ, Pessa JE. The retaining system of the face: histologic evaluation of the septal boundaries of the subcutaneous fat compartments. Plast Reconstr Surg. 2008; 121 (5): 1804-1809

Schenck T, Koban KC, Schlattau A, Frank K, Sykes JM, Targosinski S, Erlbacher K, Cotofana S. The Functional Anatomy of the Superficial Fat Compartments of the Face: A Detailed Imaging Study. Plast Reconstr Surg. 2018; 141: 1351-1359

Sinno S, Mehta K, Reavey PL, Simmons C, Stuzin JM. Current Trends in Facial Rejuvenation: An Assessment of ASPS Members' Use of Fat Grafting during Face Lifting. Plast Reconstr Surg. 2015; 136: 20e-30e

3 概要：顔面神経のデンジャーゾーン

James M. Stuzin

要旨

　顔面神経の損傷は，顔面の美容外科手術や，再建手術の際に危惧される合併症の一つである．顔面神経の大部分は，頬部を横走する際に深筋膜よりもさらに深層を走行しているため守られている．しかし特定の領域では，顔面神経が浅在しているため損傷しやすい．このデンジャーゾーンは顔面脂肪コンパートメントの境界部に存在し，顔面神経がSMAS（浅筋膜）と深筋膜の間，つまりSMAS下の平面を走っているという特徴がある．デンジャーゾーン内で剥離操作を行う際には，自分が剥離している平面を自覚することが不測の顔面神経損傷を防ぐ鍵となる．

Keywords：顔面神経のデンジャーゾーン，顔面神経損傷

Key Points

- 顔面の軟部組織は，同心円状の多層構造となっている．
- 顔面神経損傷を予防するための重要なポイントは，現在剥離している平面を自覚し，その剥離平面と顔面神経が存在する平面との関係を視覚的にイメージすることである．剥離平面が顔面神経の平面に対して浅層か深層にとどまっている限り，運動枝の損傷を回避できる．
- 顔面の層構造において，それぞれの層の厚みや見た目は患者間で異なるものの，同心円状に積み重なった層構造そのものは解剖学的に一定である（ただし再手術例では，瘢痕のために正確な層を見つけにくいことがある）．
- 解剖学的な層構造における顔面神経の位置もまた一定である．剥離平面を正確に同定することが，（たとえその層が薄かったり，不明瞭であったり，剥離が困難であったりしても）顔面神経損傷を防ぐ鍵である．
- 顔面のいくつかの領域では，顔面神経の枝が深筋膜を貫通し，SMASと深筋膜の間を走行した後に表情筋へと入っていく．このように顔面神経の枝が（深筋膜下ではなく）SMASと深筋膜の間の比較的浅い層を走行している部位が，デンジャーゾーンである．このような部位では，（たとえば皮下剥離を行う際に）剥離がSMASより深部に入ってしまうと運動枝を損傷することになる（図3-1）．
- 皮下を剥離する際にも，SMAS下を剥離する際にも顔面神経損傷のリスクはある．いずれも場合でも，顔面神経の走行する平面を同定し，そこに入り込まなければ安全に剥離することができる．

3.1　安全への配慮

- 皮下を剥離する際に透過光を利用することで，剥離している平面を正確に確認することができる（図3-2）．
- 皮下の剥離は確実にSMAS上で行う．皮下の解剖学的構造が不明瞭で，剥離平面をイメージすることが難しい場合には，先に解剖学的構造が同定しやすい部位から剥離を行

I 顔面神経

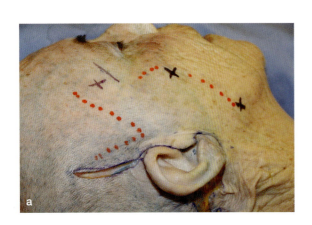
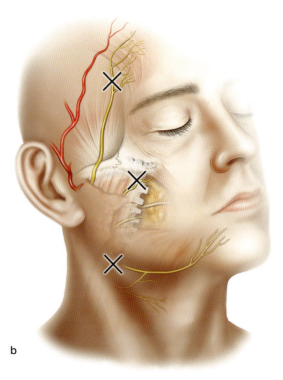

図 3-1
a このカダバーでは，側頭枝，頬骨枝，頸枝が比較的浅い層を走行している顔面のデンジャーゾーンを示している（×印）．頭側へ向かう赤い点線は，浅側頭動脈前頭枝の走行を示している．前方へ向かう赤い点線は頬の固定領域と可動領域の境界を示しており，この境界線は頬骨靱帯と咬筋靱帯の配置に一致する．デンジャーゾーンの中でも，側頭枝は，前頭筋に近づくにつれてより表層を走行している．頬骨枝は，頬骨隆起のすぐ外側で頬骨靱帯と咬筋靱帯上部の合流部と並走し最も危険にさらされる．頸枝は，下顎角に沿って咬筋靱帯下部と並走している部分が最も危険である．特にこれらの部位では，適切な剥離平面を確認しながら剥離を進め，不用意に SMAS 深部へ入らないよう注意すべきである．
b 頬外側における顔面神経デンジャーゾーンを図示している（×印）．デンジャーゾーンは，顔面神経が SMAS と深筋膜の間の比較的浅い平面を走行している領域である．このような場所で不用意に SMAS 下を剥離してしまうと，運動枝を損傷するおそれがある．

い，その後，剥離の難しい部位へ進む．
- SMAS よりも深部を剥離する際には，SMAS 下にある脂肪と深筋膜を同定する．そして，SMAS の剥離は必ず深筋膜よりも表層で行う．頬部では顔面神経は深筋膜よりも深い平面を走行しているためである（図 3-3）．

3　概要：顔面神経のデンジャーゾーン

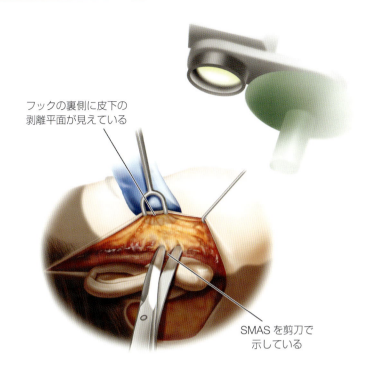

図 3-2
平面を正確に同定することが，顔面軟部組織を手術するうえで安全性と安定性の鍵となる．透過光は，皮下の剥離平面とSMASの境界を判断するうえで大きな助けとなる．
透過光を用いて直視下で皮下の剥離を行うと，フラップの厚みをよりコントロールしやすくなり，加えて顔面脂肪コンパートメント間の移行部，つまりリテイニングリガメントが存在する位置も見つけやすくなる．このような脂肪コンパートメント間の移行部では運動枝が比較的浅いところを走っているため，移行部を見分けることが剥離操作でSMAS下へ誤って入り込まないために不可欠である．

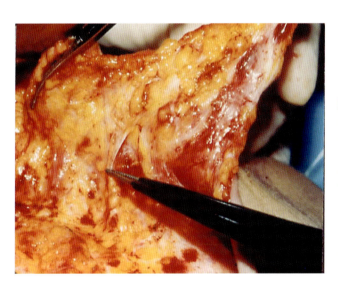

図 3-3
拡大SMAS剥離を行っている術中写真．深筋膜よりも浅い正しい平面でSMASが挙上されている．
左上のモノポーラは剥離されたSMASの頬部を指しており，中央のバイポーラは切断される前の咬筋靱帯上部を指している．内側では大頬骨筋の赤い筋線維が見えているが，外側ではSMAS下の脂肪が深筋膜を覆っている．
通常，SMASとSMAS下脂肪の間の平面で剥離することでSMAS下の脂肪を深筋膜の表面に残す方法が最も安全である．しかし患者によってはSMAS下の脂肪が少なく，耳下腺被膜と咬筋（深筋膜）の直上を剥離せざるをえないこともある．

3.2　関連する解剖(video 3-1)

3.2.1　側頭枝

- 耳下腺を出た後に，側頭枝は頬骨弓の骨膜上を走行する．
- 頬骨弓の頭側で，側頭枝がSMAS（側頭頭頂筋膜）と深側頭筋膜の間の平面，つまりSMAS下の脂肪層を走行している．
- 側頭枝は，側頭部を横切り，支配する表情筋である前頭筋に近づくにつれて浅いところを走るようになる．
- 側頭枝は，前頭筋に近づくにつれてSMASの直下を走行するため，この部位のSMAS深部を剥離すると運動枝損傷を生じる可能性がある（図 3-4）（4　顔面神経側頭枝，32頁参照）．

video
3-1

I 顔面神経

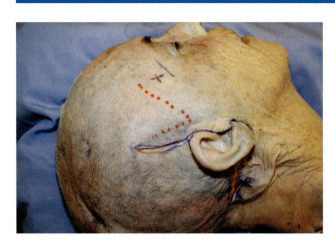

図 3-4
側頭枝は，側頭部で前頭筋外側に近づくと浅層を走行するようになる．写真内のX印はデンジャーゾーンを示している．ここでは，誤って運動枝を損傷しないために皮下の剥離を浅層かつ一部にとどめるべきである．

3.2.2 頬骨枝

- 頬骨枝は，耳下腺を出た後，深筋膜よりも深く，咬筋の表面を走行する．
- 通常，頬骨枝は大頬骨筋に近づくと深筋膜を貫通し，頬骨隆起のすぐ外側下方ではSMASと深筋膜の間の平面を走行する．
- 頬部の皮下を剥離する際，頬骨隆起外側の領域は線維が多く易出血性である．それは，この領域に頬骨靱帯，咬筋靱帯の上部，顔面横動脈の穿通枝が存在するためである．
- このため，この領域では正しい剥離平面を見つけるのが難しい．
- この領域では頬骨枝が浅いところを走行しているため，SMAS深部で不用意な剥離を行うと，運動枝を損傷して上口唇の筋力低下をきたす場合がある．
- 頬部のこの領域を剥離するには正確な平面を同定することが不可欠である．このデンジャーゾーンを剥離する前に，頬骨隆起の上方および下方の比較的線維の少ない領域を剥離しておくことが，正しい剥離平面を確認するのに役立つ（図3-5）（5 頬骨枝と頬筋枝，40頁参照）．

3.2.3 下顎縁枝と頸枝

- 頸枝は，耳下腺の尾側を出た直後からSMASと深筋膜の間の平面を走行している．
- 頸枝の典型的な走行では，頬の下部でSMASと広頸筋よりも深部を横走し，広頸筋を底面から支配している．
- 頸枝は，下顎角と咬筋靱帯の下部に隣接する領域での損傷リスクが最も高い．
- 咬筋靱帯の下部は丈夫な線維であり，頬の下部において皮膚，広頸筋，およびその下の骨膜の間を強く固定している．
- この咬筋靱帯下部が下顎角に沿って付着しているため，咬筋尾側の領域はデンジャーゾーンである．この領域で広頸筋より深部を不用意に剥離すると頸枝を損傷してしまう．
- 頬から頸部へ皮下剥離を進める際の安全性の鍵は，確実に広頸筋よりも浅く剥離するために平面を正確に同定することである（図3-6）．
- 下顎縁枝は耳下腺の尾側を出て深筋膜の深層を走行する．通常はSMAS下脂肪内を走行している．
- 下顎縁枝は，顔面動脈と静脈を横切る際にも深筋膜よりも深部を走行しており，下唇下制

3 概要：顔面神経のデンジャーゾーン

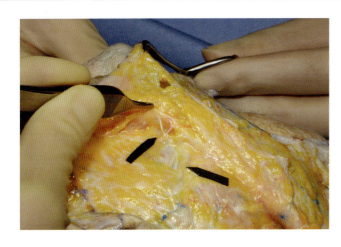

図 3-5
このカダバー写真では，頰を横切る頰骨枝と頰筋枝を示している．下の黒矢印は頰筋枝の本幹を指している．この本幹は，この領域では耳下腺管と並んで深筋膜より深く走行している．
上の黒矢印は，大頰骨筋（鑷子で保持）を支配する頰骨枝を頰骨隆起のすぐ外側で示している．この枝は顔面横動脈に近接して深筋膜を貫通しており，この位置では SMAS と深筋膜の間の層にあることに注意する．
この領域は線維が多く（頰骨靱帯および上部咬筋靱帯），易出血性（顔面横動脈からの穿通枝による）であるため，剥離平面の同定が難しい場合がある．疑わしい場合は，このデンジャーゾーン内での不用意な SMAS 下剥離を避けるために，できるだけ浅層を剥離する．

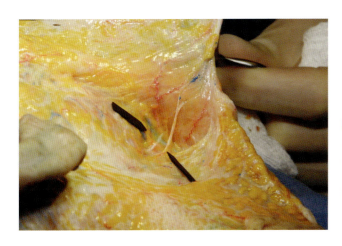

図 3-6
咬筋の尾側縁に隣接する下顎縁枝と頸枝の関係を示すカダバー解剖．頸枝（下の矢印）は下顎縁枝よりも表在性で，広筋を支配する前に筋の直下（SMAS と深筋膜の間）を走っていることに注意する．下顎縁枝（上の矢印）は，顔面動脈と静脈を横切る際に深筋膜よりも深部を走行しており，口角下制筋と下制筋に到達して底側から支配するまではそのままの深さを保っている．

筋に到達して初めて表在化し，下唇下制筋の底部から筋内に入る．

- 下顎縁枝は頬を横切る際に深層を走行するため，皮下の剥離によって損傷を受けることは少ない．
- SMAS 下の剥離では，顔面動静脈の前方まで剥離を進めると（ここまで SMAS を剥離する必要はない），下顎縁枝の損傷リスクが高まる．
- 顔面動脈と静脈よりも前方では咬筋靱帯下部の線維が密になるため，剥離するべき適切な平面が不明瞭になる．
- 耳下腺尾部の前方まで SMAS を正確に剥離した先は，鈍的剥離に変えることで深部を走行する下顎縁枝を保護できる（6　顔面神経下顎縁枝と頸枝の保護，47 頁参照）．

I 顔面神経

3.3 テクニカルポイント

- 剝離すべき平面を明瞭に同定する．そして，剝離する平面と顔面神経の平面との関係性を認識する（図3-7）．
- 剝離がデンジャーゾーンに近づいたことを見逃さない．デンジャーゾーンに近接した領域では，必ず正しい剝離平面を同定してから剝離を進める．剝離している平面が不明瞭になった場合は，解剖学的構造が同定しやすい部位を先に剝離してから不明瞭な部位に戻る．このような状況では，**適切な平面を根気よく確認することが，安全に不可欠である．**
- 頰を横断する際のSMASの見え方と，脂肪コンパートメント間を通過する際のSMASの見え方の変化を見分ける．
- 頰部でSMAS弁を挙上する際には，耳下腺被膜と咬筋筋膜の見え方を知り，これらの層よりも浅い平面で剝離する．SMASの直下を剝離して深筋膜の表面にSMAS下の脂肪を温存することで，SMASを挙上する平面と顔面神経との間に緩衝帯を増やすことができる．

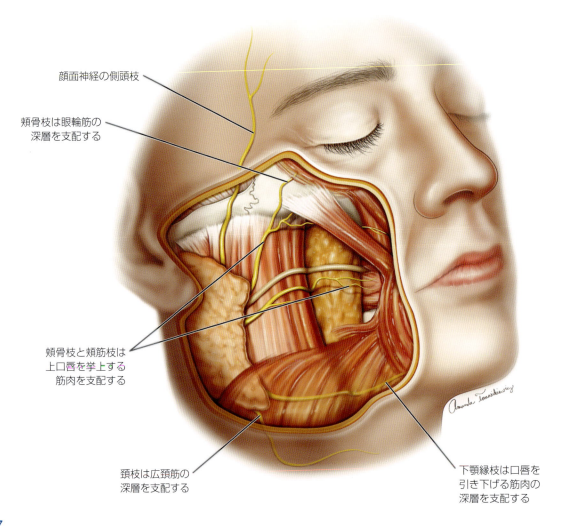

図 3-7
頰部全体での顔面神経の相対的な深さを図示している．頰骨弓の頭側では，側頭枝がSMASと深筋膜の間の層を走行しており，支配する前頭筋に近づくにつれてより浅くなる．
頰骨枝は頰骨のすぐ外側でSMASと深筋膜の間を走行している．一方，頰筋枝は頰の外側部で深筋膜より深部を走行している．下顎縁枝は頰部で深筋膜より深部を走行している．頸枝は耳下腺を出た後，SMASと深筋膜の間，広頸筋の直下を走行する．

推奨文献

Alghoul M, Bitik O, McBride J, Zins JE. Relationship of the zygomatic facial nerve to the retaining ligaments of the face: the Sub-SMAS danger zone. Plast Reconstr Surg. 2013; 131 (2): 245e-252e

Baker DC, Conley J. Avoiding facial nerve injuries in rhytidectomy. Anatomical variations and pitfalls. Plast Reconstr Surg. 1979; 64 (6): 781-795

Dingman RO, Grabb WC. Surgical anatomy of the mandibular ramus of the facial nerve based on the dissection of 100 facial halves. Plast Reconstr Surg Transplant Bull. 1962; 29: 266-272

Freilinger G, Gruber H, Happak W, Pechmann U. Surgical anatomy of the mimic muscle system and the facial nerve: importance for reconstructive and aesthetic surgery. Plast Reconstr Surg. 1987; 80 (5): 686-690

Furnas DW. The retaining ligaments of the cheek. Plast Reconstr Surg. 1989; 83 (1): 11-16

Pitanguy I, Ramos AS. The frontal branch of the facial nerve: the importance of its variations in face lifting. Plast Reconstr Surg. 1966; 38 (4): 352-356

Roostaeian J, Rohrich RJ, Stuzin JM. Anatomical considerations to prevent facial nerve injury. Plast Reconstr Surg. 2015; 135 (5): 1318-1327

Seckel BR. Facial Danger Zones: Avoiding nerve injury in facial plastic surgery. 2nd ed. Boca Raton, FL: CRC Press; 2010

Stuzin JM, Wagstrom L, Kawamoto HK, Wolfe SA. Anatomy of the frontal branch of the facial nerve: the significance of the temporal fat pad. Plast Reconstr Surg. 1989; 83 (2): 265-271

Tzafetta K, Terzis JK. Essays on the facial nerve: Part I. Microanatomy. Plast Reconstr Surg. 2010; 125 (3): 879-889

推奨文献

Ⅰ　顔面神経

4　顔面神経側頭枝

James M. Stuzin

要旨

　耳下腺から出た顔面神経側頭枝は，ほかの分枝とは異なり，SMAS（浅筋膜）と深筋膜の間の層を走行している．側頭部でSMAS下を剥離すると運動枝を損傷するリスクがある．このため側頭部を安全に剥離するには，側頭枝が走行する平面に対して浅層または深層を剥離しなければならない．頬骨弓の骨膜下で剥離が必要な場面においては，深側頭筋膜の解剖，深側頭筋膜と側頭脂肪体との関係に関する知識が，運動枝損傷を防ぐために役立つ．

Keywords：側頭枝の解剖，側頭枝の損傷

Key Points

- 側頭枝は，耳下腺を出て頭側へ向かい，頬骨弓まで達したところで深筋膜を貫通する．その後はSMASと深筋膜の間の平面を，側頭部を横断して前頭筋まで走行する．

- 側頭部における軟部組織の層構造は，頬下部の層構造と少し異なっている．側頭部の層構造には，皮膚，皮下脂肪，SMAS（側頭頭頂筋膜とも呼ばれる），SMAS下脂肪を含む疎性結合組織層（腱膜下筋膜とも呼ばれる），深筋膜（深側頭筋膜とも呼ばれる）が含まれる．

- 側頭部における軟部組織の厚みは患者によってさまざまだが，同心円状の層構造は一定である．側頭部の顔面神経側頭枝は，（SMASと深筋膜の間にある）腱膜下疎性結合組織の平面において，SMAS下脂肪の中を走行している．この運動神経は末梢へ行くほど徐々に浅くなり，SMAS直下を走行するようになる．そして，眼窩の外側縁に沿って前頭筋に入る．このため，SMASよりも深く皮下剥離を行う場合には，眼窩上縁のすぐ外側がデンジャーゾーンとなる（図4-1）．

- 側頭枝の平面的な枝分かれパターンは多様であり，側頭領域内で，1本だけのこともあれば，複数（最大6本）に枝分かれしていることもある．Pitanguy線（耳珠の基部と眉毛の1.5 cm上の点を結んだ直線）は側頭枝の一般的な走行に一致するため，目印として役立つ（図4-2）．

- 側頭枝の分岐パターンは多様であるものの，すべての枝は必ず浅側頭動脈の前頭枝よりも前下方を走行している．このため，側頭部を剥離する際には浅側頭動脈の前頭枝が重要なランドマークとなる（図4-3a, b）．

- 側頭部のデンジャーゾーンに関しては，SMASより深層で不用意な剥離を行うと，その直下にある顔面神経側頭枝を損傷するリスクがある．このため，フェイスリフトで側頭部を剥離する際には，SMASより浅い皮下の平面で剥離しなければならない．

- 眉毛挙上術や頬骨弓を展開する頭蓋顔面手術においては，深側頭筋膜の表面を剥離するか，あるいは深側頭筋膜の浅葉下まで入って浅側頭脂肪体内で剥離を行うべきである．側頭部では，このように深く剥離することで浅層にある運動枝を保護できる（図4-4）．

- 剥離している平面を正確に認識すること，そして，剥離すべき平面が側頭枝の走る平面に対してどの深さにあるかを理解していることが，安全の鍵である（図4-5）．

4 顔面神経側頭枝

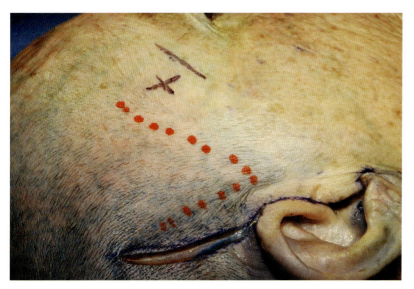

図 4-1

耳下腺を出た顔面神経側頭枝は，SMAS下脂肪の中にあるSMASと深筋膜の間の層を走行し，側頭部を横切る．この側頭枝は，眼窩の外側縁に隣接する前頭筋の外側縁に向かって進むにつれて，より浅くなる傾向がある．このため，この領域（図中のX）でSMASの深部まで不用意に切り込むことは，デンジャーゾーンに足を踏み入れていることを意味する．術者はSMASより浅層を剥離するよう注意する必要がある．図中の赤い破線は，浅側頭動脈の頭頂枝と前頭枝の走行を示している．顔面神経の側頭枝は常に浅側頭動脈の前頭枝よりも尾側に位置する．

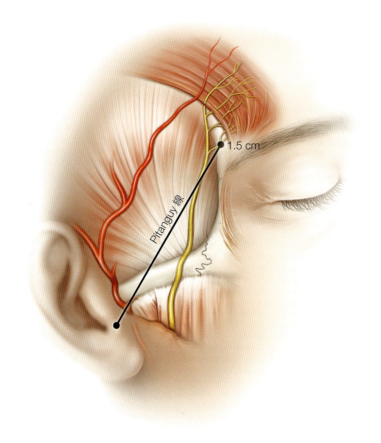

図 4-2

Pitanguy線は古典的な基準線であり，側頭部における側頭枝の一般的な走行を示している．これは，耳珠の基部と眉毛外側縁から1.5 cm 頭側を結んだ線である．Pitanguy線は有用な基準線であるものの，側頭枝は浅側頭動脈の前頭枝とPitanguy線の間であればどこを走行していてもおかしくない（立体的には，常にSMASと深筋膜の間を走行している）．

I 顔面神経

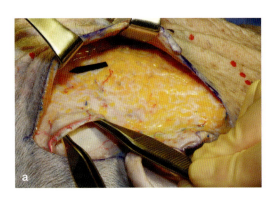
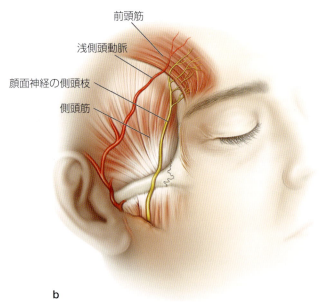

図 4-3
a 浅側頭動脈には2本の太い枝があり，そのうちの1本はカダバーで剖出している頭頂枝である．もう1本はその前方でSMAS（矢印）内を走行する前頭枝である．運動枝は常に浅側頭動脈の前頭枝よりも前方を走行している．動脈が走行している側頭部のSMASの厚みに注意してほしい．そして，皮下の平面と深側頭筋膜の間に存在する軟部組織の厚みに注目してほしい．この軟部組織の中に，動脈だけでなく，より深いところに顔面神経側頭枝が走行している．
b 顔面神経の側頭枝と浅側頭動脈の前頭枝との位置関係を図示している．

4.1　安全への配慮

- 皮弁を挙上する際に透過光を使用することで，皮下の剥離平面を正確に確認できる．
- 側頭部では，SMAS上の皮下脂肪が少なく薄い．このため，剥離を必ずSMASより浅層にとどめることが，誤って深層に切り込むことを防ぐ鍵になる．
- フェイスリフトで側頭筋中央の皮下を剥離する際には，浅側頭動脈の頭頂枝を結紮すると手術の安全性は高くなる．なぜなら，頭頂枝は顔面神経側頭枝の経路よりも後方を走っているからである．浅側頭動脈の前頭枝を術野で確認できた際には，これは術者にとって重要なランドマークであり，この血管のすぐ前下方を運動枝が走行していると考えるべきである（図 4-3）．

4 顔面神経側頭枝

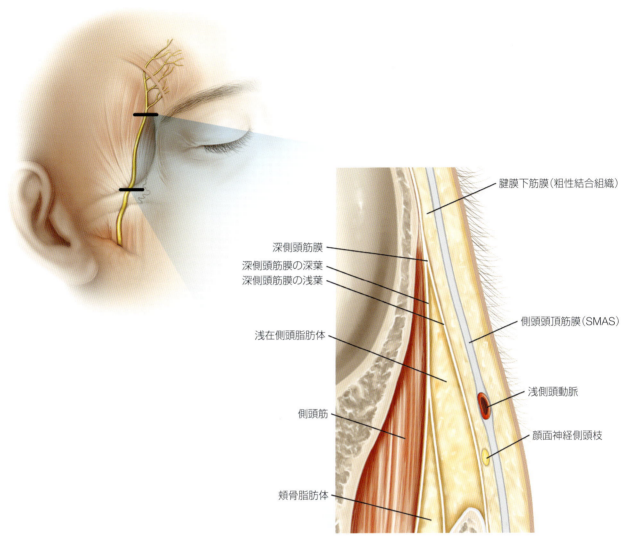

図 4-4
側頭部の断面図で眼窩上縁と頬骨弓の間の領域を図示している．SMASは浅側頭動脈を内包しており，SMASよりも深部（SMASと深筋膜の間の平面）には，疎性結合組織が存在する．これは腱膜下筋膜と呼ばれ，SMAS下の脂肪を含んでいる．
顔面神経側頭枝は，腱膜下の平面でSMAS下脂肪の中を走行している．深側頭筋膜は眼窩上縁より尾側で2層に分かれ，浅側頭脂肪体を包んでいる．
頬骨弓の展開を必要とする頭蓋顎顔面の手術では，深側頭筋膜の直上を剥離するよりも，深側頭筋膜浅葉の下に入って浅側頭脂肪体内を剥離するほうが，浅葉の介在によって運動枝の損傷リスクを軽減できるため望ましい．

4.2　デンジャーゾーンと関係する臨床解剖 (video 4-1)

video 4-1

- 耳下腺を出た顔面神経側頭枝は，頬骨弓の骨膜直上を走行する．
- 頬骨弓の頭側においては，SMAS（側頭頭頂筋膜）と深側頭筋膜の間の平面で，SMAS下脂肪体内を側頭枝が走行する．
- 側頭枝が側頭部を横切る際，前頭筋に近づくにつれて浅くなる．ほかの多くの表情筋と同様に，前頭筋も深部から神経支配されている．
- 側頭枝はSMASの直下を走行するため，側頭部でSMASよりも深部を不用意に剥離すると運動枝を損傷する可能性がある（図4-6，図4-7）．
- 側頭枝の一般的な経路は，耳珠の基部と眉毛外側縁から1.5 cm頭側を結んだ直線と一致

I 顔面神経

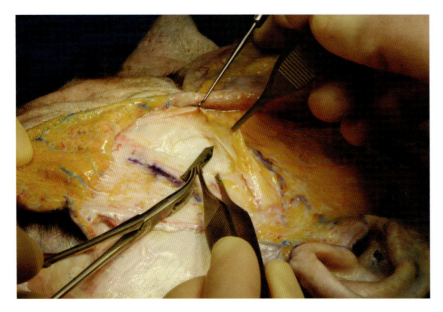

図 4-5
カダバーで側頭部における顔面神経側頭枝の走行(矢印)を示している.
側頭枝は,疎性結合組織層(腱膜下筋膜とも呼ばれる)でSMAS下脂肪層の中を走行している.この平面はSMASのすぐ深部で,深側頭筋膜より浅層に位置する.側頭部の手術のおける安全性の鍵は,側頭枝の走行する平面よりも浅層あるいは深層を剥離することである.

する.
- 拡大SMAS領域の剥離を行う際には,この側頭枝の走行線を越えて頭側まで剥離しないようにすることが,安全を保つうえで重要である(8 手技上の配慮:拡大SMAS剥離と外側SMAS切除/広頚筋開窓,61頁参照).
- 繰り返しになるが,側頭部では側頭枝がSMASと深筋膜の間の平面を走行するため,SMASの下を不用意に深く剥離すると運動枝を損傷するリスクがある.SMAS上で皮下を剥離することは安全である.この領域で剥離する際には,皮下脂肪とSMASの間の平面を明確にするために透過光が役に立つ.
- 一方,眉毛挙上術を行う場合や,頭蓋/顔面の骨格と頬骨弓を展開する必要がある場合には,側頭枝よりも深層を剥離したほうがよい.
- これらの手術では,頭側から眼窩上縁に達するまでは,深側頭筋膜の直上を剥離するのが安全である.
- 眼窩上縁よりも尾側では,深側頭筋膜の浅葉を切開して浅側頭脂肪体内を頬骨弓に向かって剥離を進めることが望ましい.ここで深側頭筋膜浅葉の下を剥離することによって,より浅層を走行する運動枝を損傷から守る保護層を作ることができる.
- もう1つ安全のために考慮すべき点は,SMASと深側頭筋膜の間に位置する腱膜下筋膜(疎性結合組織層)の厚さを意識することである.
  - この疎性結合組織層は側頭枝の走行する平面の目印となる.この層に入ると見えるSMAS下脂肪は,運動枝を包んでいる構造物である.
  - 眉毛挙上のような手術を行う場合は,深側頭筋膜の直上を剥離して腱膜下筋膜を皮弁に付けて挙上する.眼窩縁に近づくにつれてSMAS下脂肪がより明瞭になるので,この脂肪(側頭枝の走行する平面の目印となる)を確認し,それよりも深部を剥離する(図4-7).

4 顔面神経側頭枝

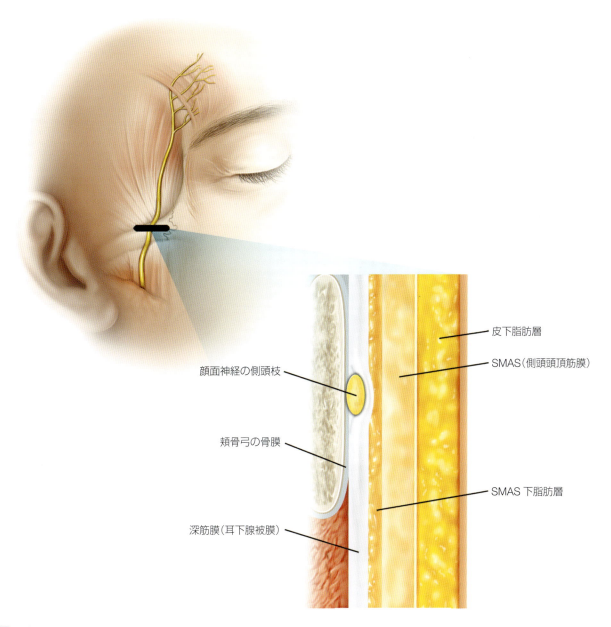

図 4-6
側頭枝が耳下腺を出た後，頬骨弓のレベルでの走行を示す断面図．
側頭枝は，耳下腺を出た後に頬骨弓の骨膜直上を走行する．この位置よりも頭側においては，側頭枝は深筋膜を貫通し，SMAS と深側頭筋膜の間（SMAS と深筋膜の間）を通って側頭部を横切る．

37

I　顔面神経

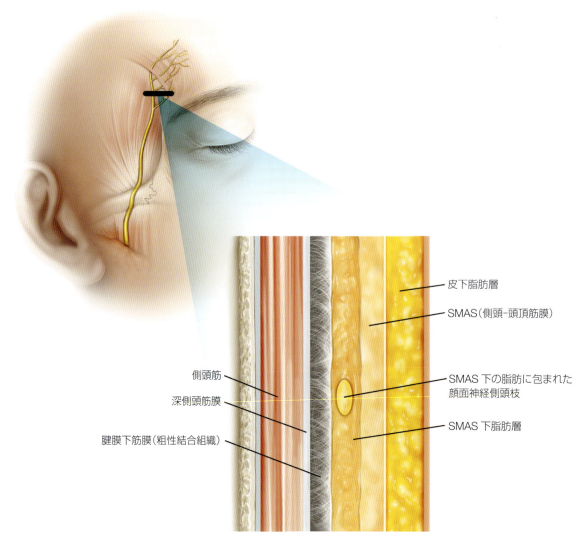

図 4-7
側頭枝が前頭筋に入る前の，眼窩上縁レベルでの走行を示す断面図．このレベルでは，側頭枝はSMAS（側頭頭頂筋膜）の直下で，SMAS下脂肪に包まれ，疎性結合組織層（腱膜下筋膜）に隣接して走行している．
眉毛挙上のような手術では，深側頭筋膜の直上を剥離することが重要である．そして，より浅層に位置する側頭枝を保護するために，頭皮皮弁に疎性結合組織層を付けて挙上することが重要である．**重要なポイントは，「側頭部の疎性結合組織層は側頭枝が走行する平面である」**ということある．

4.3　テクニカルポイント

- 側頭部を剥離する際には，剥離する平面を明確に同定し，側頭枝の走行する平面と剥離平面との関係を認識する．
- フェイスリフトや再建手術のために頚部から顔面にかけて皮弁を挙上する際には，SMASよりも浅層の皮下平面で側頭部を剥離する．
- 一方，眉毛挙上を行う場合や，頭蓋/顔面の骨格と頬骨弓を展開する必要がある場合には，深側頭筋膜と疎性結合層（腱膜下筋膜）の間の平面が側頭部の安全な剥離平面になる．
- 眼窩上縁よりも尾側のレベルでは，深側頭筋膜が浅側頭脂肪体を包むように分かれている．眼窩上縁より尾側で側頭部を剥離する場合には，深側頭筋膜の浅葉を切開して浅葉下に入り，浅側頭脂肪体内を頬骨弓に向かって剥離する．

推奨文献

Moss CJ, Mendelson BC, Taylor GI. Surgical anatomy of the ligamentous attachments in the temple and periorbital regions. Plast Reconstr Surg. 2000; 105 (4): 1475-1490, discussion 1491-1498

Pitanguy I, Ramos AS. The frontal branch of the facial nerve: the importance of its variations in face lifting. Plast Reconstr Surg. 1966; 38 (4): 352-356

Roostaeian J, Rohrich RJ, Stuzin JM. Anatomical considerations to prevent facial nerve injury. Plast Reconstr Surg. 2015; 135 (5): 1318-1327

Seckel BR. Facial Danger Zones: Avoiding nerve injury in facial plastic surgery. 2nd ed. Boca Raton, FL: CRC Press; 2010

Stuzin JM, Wagstrom L, Kawamoto HK, Wolfe SA. Anatomy of the frontal branch of the facial nerve: the significance of the temporal fat pad. Plast Reconstr Surg. 1989; 83 (2): 265-271

Tzafetta K, Terzis JK. Essays on the facial nerve: Part I. Microanatomy. Plast Reconstr Surg. 2010; 125 (3): 879-889

Trussler AP, Stephan P, Hatef D, Schaverien M, Meade R, Barton FE. The Frontal Branch of the Facial Nerve across the Zygomatic arch: anatomical relevance of the high-SMAS technique. Plast Reconstr Surg. 2010; 125 (4): 1221-1229.

I　顔面神経

5　頬骨枝と頬筋枝

James M. Stuzin

要旨

　頬骨枝と頬筋枝は，耳下腺を出た後，深筋膜の深部を走行する．深筋膜下を走行している間は保護されているものの，頬骨隆起のすぐ外側では大頬骨筋に向かう枝が深筋膜を貫通しSMAS（浅筋膜）下を走行するため，ここが不用意に深く剥離してはならないデンジャーゾーンである．頬の前方では，頬筋枝が頬脂肪体の上を横切るためより表層を走行する傾向があり，この部位で深筋膜より深く剥離すると運動枝を損傷する可能性がある．

Keywords：頬骨枝と頬筋枝の解剖とその損傷

Key Points

- 顔面神経の頬骨枝と頬筋枝は，耳下腺を出た後に深筋膜よりも深部を走行する．一般的に，これらの運動枝の分岐パターンには複数のバリエーションがあり，これら運動枝の間には多くの交通枝がある．

- 頬骨枝と頬筋枝は口唇の挙筋群を神経支配している．頬骨枝は眼輪筋と眉間の筋群も支配している．

- 頬骨枝と頬筋枝は，耳下腺を出た後，咬筋を覆う深筋膜の深部を走行する．そして，神経支配する表情筋に近づくと深筋膜を前方へ貫通していく．前述のように，ほとんどの表情筋はその深部から神経支配されている（**図5-1，図5-2**）．

- 頬骨枝が大頬骨筋へ向かって頬部を横断する平面は例外である．この枝は通常，頬骨隆起の外側で大頬骨筋のすぐ外側で深筋膜を貫通し，SMASと深筋膜の間の層を走行する．このため頬骨隆起のすぐ下方と外側はデンジャーゾーンであり，この位置でSMAS下まで剥離すると，誤って運動枝を損傷して上口唇の麻痺を生じることがある．（**図5-3，図5-4a, b**）．

- 解剖学的に，頬骨隆起の外側には頬骨靭帯と上部咬筋靭帯が合わさった高密度のリテイニングリガメントが存在している．この靭帯があるため，この部位で皮下を剥離すると線維が多く剥がしづらい．

- 皮下剥離の際，頬骨隆起のすぐ外側は，中央コンパートメントと頬骨コンパートメントの境界領域にあたる．この領域は線維質であるだけでなく，顔面横動脈からの穿通枝によって血管も多い．このため，皮下で剥離する平面を正確に同定することが難しい場合がある．**安全の鍵は正確な剥離層の同定である．この部位では，運動枝の損傷を防ぐためにSMASより上で剥離しなければならない**（**図5-5**）．

- 顔面神経の頬筋枝は，始めは深筋膜よりも深部を走行しており，前方に向かうにつれて浅在化する．頬骨枝と頬筋枝の本幹は通常，耳下腺管と並走しているが，この枝は深い層を走行しているため損傷することはまれである．頬筋枝の一部はより浅い層を走っており，頬部の前方および下方において頬脂肪体上を走行しているため，SMASと深筋膜の両方を越えて深くまで剥離すると損傷することがある．特に皮下脂肪やSMAS下脂肪が薄い痩せた患者や再手術の患者では，不用意に深部を剥離して頬筋枝を損傷してしまうリスクが高い（**図5-2**）．

5.1 安全への配慮

- 皮下を剥離して皮弁を挙上する際に透過光を使用すると，正しい剥離平面を確認しやすくなる．
- 皮下の剥離はSMASより浅層で行う．頬骨隆起の外側と咬筋前縁を剥離する際には，リテイニングリガメントのために皮下の解剖学的構造を視覚的に見分けることが難しくなる．ここは顔面脂肪コンパートメントの境界領域に当たる．
- リテイニングリガメントの密度が最も高い部位は頬骨隆起の外側縁であり，ここには頬骨靱帯と咬筋靱帯の上部が位置している．この部位では頬骨枝が浅い層を走行しているため，神経の平面を正確に同定してそれよりも浅い平面で剥離することで運動枝の損傷を防ぐことができる．
- 頬筋枝の損傷は，咬筋の前縁に沿った靱帯のある部位で起こりやすい．このような靱帯のある部位では，平面を正確に同定しSMASよりも表層を確実に剥離することで運動枝の損傷を防ぐことができる．

5.2 デンジャーゾーンと臨床に関係する解剖 (video 5-1)

video 5-1

- 解剖学的な観点からは，頬骨枝と頬筋枝を区別することは難しい．
- これらの神経枝はいずれも上口唇の挙上と笑顔に関与している．
- 上部へ分かれる枝を頬骨枝，下部へ分かれる枝を頬筋枝と呼んでいる．
- これらの神経枝は，耳下腺を出た後，深筋膜の深部で咬筋上を走行する（図5-1，図5-2）．
- 大頬骨筋へ向かう頬骨枝は通常，頬骨隆起のすぐ外側で深筋膜を貫通し，この位置ではSMASと深筋膜の間の層を走行する．
- 頬骨隆起外側の領域は，線維が多く血管も多い．このため，運動枝が走行している浅い平面を見分けるのが難しい場合がある（図5-3，図5-4，図5-5）．
- 頬筋枝は頬骨枝よりも尾側を走っており，頬筋枝の本幹は耳下腺管と並走している．
- 下方の頬筋枝は頬を横走するにつれて浅在化する．咬筋の前縁では，咬筋靱帯が皮膚，SMAS，深筋膜を咬筋につないでいる．
- 頬中央部では通常，咬筋靱帯（mid-massetericligaments）が細く薄い線維であるため，容易に剥離する平面を見分けることができる．しかしながら，この部位は中央，頬骨，オト

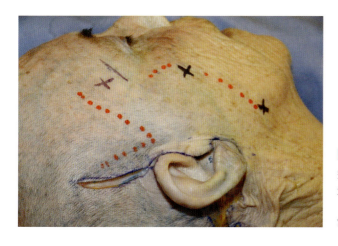

図5-1
頬骨枝は，耳下腺を出た後，頬中央部では深筋膜の深部で咬筋上を走行している．
この神経枝は大頬骨筋に向かうにつれて表在化する傾向があり，通常は頬骨のすぐ外側で深筋膜を貫通する．

I 顔面神経

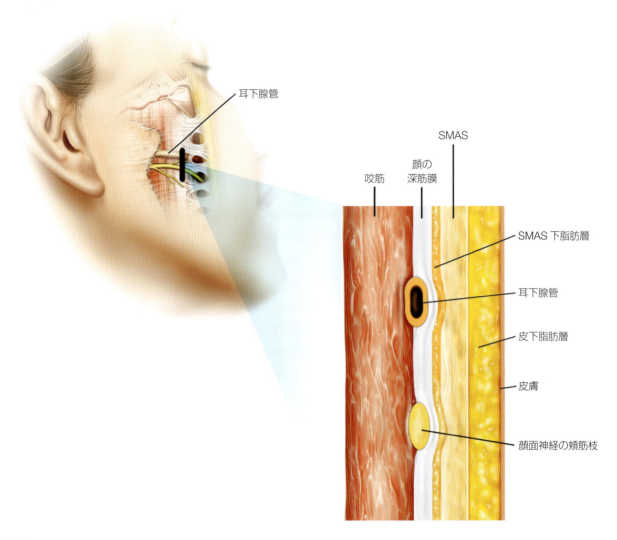

図 5-2
頬筋枝は，耳下腺を出た後，深筋膜の深部で咬筋上を走行している．
頬筋枝が支配する表情筋は顔面の内側にあるため，頬筋枝は頬脂肪体上を横切る際にはまだ深筋膜の深部にとどまり，その後，支配筋に達するところで深筋膜を貫通する．
頬骨枝/頬筋枝の本幹は，頬部中央の深筋膜下で耳下腺管と並走している．

5 頬骨枝と頬筋枝

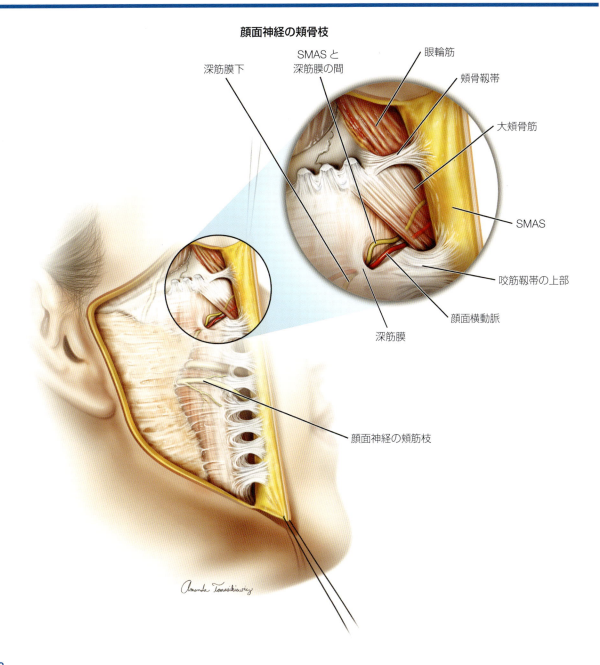

図 5-3
頬骨隆起のすぐ外側の領域（拡大部分の中央）は，大頬骨筋を支配する頬骨枝を損傷するリスクのあるデンジャーゾーンである．この領域では通常，頬骨枝が SMAS と深筋膜の間の浅い平面を走行している．またこの領域では，頬骨靱帯と咬筋靱帯の上部が合流するため靱帯線維の密度が高い．

I 顔面神経

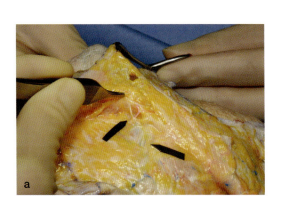
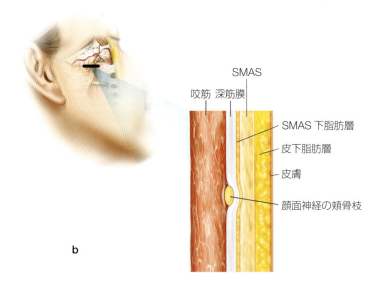

図 5-4
a 頬骨隆起のすぐ外側で頬骨枝が浅い層を走っていることを示している．この写真では，SMASを翻転させてSMAS下の平面を展開している．鑷子は大頬骨筋を把持している．ここでは，頬骨枝がSMASと深筋膜の間の平面を走行しており，顔面横動脈を横切って大頬骨筋を深部から神経支配している（上の矢印）．下の矢印は，耳下腺管と耳下腺管に並走する頬筋枝を示している．これらの構造はいずれも，頬中央部において深筋膜下を走行している．
b 頬骨隆起の外側にあるSMAS下の平面を示している．ここでは，頬骨枝がSMAS下（深筋膜と咬筋の間の平面）を走行していることに注意してほしい．一方，耳下腺管と頬筋枝はより深く深筋膜下を走行している．

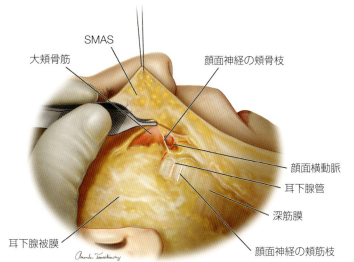

図 5-5
このイラストは，頬骨隆起のすぐ外側で頬骨枝が深筋膜を貫通していることを示している．この浅い層を走行する神経分枝は，顔面横動脈だけでなく，頬骨靱帯および咬筋靱帯上部の線維とも隣接していることに注意する．運動枝が浅い層を走行しており，血管と線維の両方が多い領域であるという組み合わせから，このデンジャーゾーンを剥離する際には正確に平面を同定することが必須である．

5 頬骨枝と頬筋枝

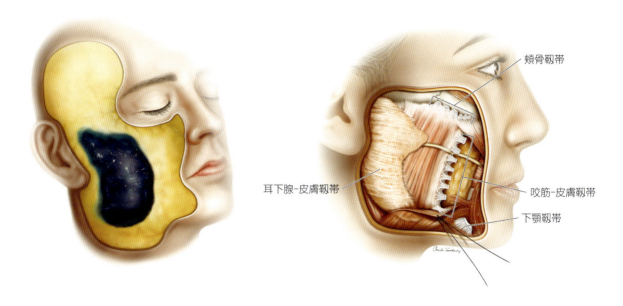

図 5-6
咬筋靱帯は中央コンパートメントと頬骨，オトガイコンパートメントの間を区分している．
頬の外側から内側へ向かって脂肪コンパートメント内の剥離を進めていくと，靱帯と血管穿通枝の両方が見えてくる．この場所では，頬筋枝はまだ深筋膜の下を走行している．しかしながら，皮下脂肪やSMAS下脂肪の薄い痩せた患者や再手術の場合には，正確に平面を同定することが難しく，不用意に深く剥離して頬筋枝を損傷してしまうリスクがある．**コンパートメントの境界を越えるタイミングを自覚して，確実に SMAS より上を剥離していることを確認しなければならない．**

ガイコンパートメントの移行部であり，不用意に深く剥離すると頬筋枝を損傷することがある（図 5-6）．

5.3 テクニカルポイント

- 剥離すべき平面を明確に見分け，剥離する平面と顔面神経の走行する平面との関係も明確に認識する．SMAS 下を剥離する際には，剥離すべき平面は深筋膜上にある．
- デンジャーゾーンの近くを剥離しているときは，そのリスクを認識する．
- 頬骨枝のデンジャーゾーンは，頬骨隆起外側の領域である．この部位には頬骨靱帯と咬筋靱帯に加えて顔面横動脈の穿通筋も存在しているため，剥離すると線維質で硬く，出血しやすい．剥離している層が不明瞭になった場合に最も安全な方法は，頭側および尾側で解剖学的に明瞭な部位を先に剥離することである．確実に SMAS よりも浅層で剥離していることを確認しながら，デンジャーゾーンへ剥離を進めていく．
- 咬筋の前縁に沿って頬の中央部を剥離していくと，中央，頬骨，オトガイコンパートメントの境界に一致した領域で，咬筋靱帯の中央部が見えてくる．この靱帯性癒合も同様に，適切な剥離平面の同定を難しくしている．SMAS より浅層で剥離を行うことで，不用意な運動枝の損傷を防ぐことができる．
- 拡大 SMAS 領域を剥離する際には，SMAS を耳下腺，副耳下腺，大頬骨筋上面から剥離する．
  - SMAS 下の剥離における安全の鍵は，耳下腺被膜と深筋膜を確認し，これらの筋膜層

I 顔面神経

よりも深くまで剥離しないことである.

- 安全性の観点から，SMAS 直下に沿って剥離し，その下に存在する SMAS 下脂肪層は深筋膜の上に温存する方法が有効である．この温存される SMAS 下脂肪層は，剥離する層と深部を走行する顔面神経の間で保護層として機能する（**8　手技上の配慮：拡大 SMAS 剥離と外側 SMAS 切除/広頸筋開窓**，61 頁参照）.

推奨文献

Alghoul M, Bitik O, McBride J, Zins JE. Relationship of the zygomatic facial nerve to the retaining ligaments of the face: the Sub-SMAS danger zone. Plast Reconstr Surg. 2013; 131 (2): 245e-252e

Baker DC, Conley J. Avoiding facial nerve injuries in rhytidectomy. Anatomical variations and pitfalls. Plast Reconstr Surg. 1979; 64 (6): 781-795

Mendelson BC, Muzaffar AR, Adams WP, Jr. Surgical anatomy of the midcheek and malar mounds. Plast Reconstr Surg. 2002; 110 (3): 885-896, discussion 897-911

Mendelson BC, Jacobson SR. Surgical anatomy of the midcheek: facial layers, spaces, and the midcheek segments. Clin Plast Surg. 2008; 35 (3): 395-404, discussion 393

Roostaeian J, Rohrich RJ, Stuzin JM. Anatomical considerations to prevent facial nerve injury. Plast Reconstr Surg. 2015; 135 (5): 1318-1327

Seckel BR. Facial Danger Zones: Avoiding nerve injury in facial plastic surgery. 2nd ed. Boca Raton, FL: CRC Press; 2010

Skoog T. Plastic Surgery- New Methods and Refinements. Philadelphia: WB Saunders; 1974

Stuzin JM, Baker TJ, Gordon HL. The relationship of the superficial and deep facial fascias: relevance to rhytidectomy and aging. Plast Reconstr Surg. 1992; 89 (3): 441-449, discussion 450-451

Tzafetta K, Terzis JK. Essays on the facial nerve: Part I. Microanatomy. Plast Reconstr Surg. 2010; 125 (3): 879-889

6 顔面神経下顎縁枝と頚枝の保護

James M. Stuzin

要旨

　下顎縁枝と頚枝は，下口唇の運動と下制機能を調整する働きをもつ．下顎縁枝は口角下制筋，下唇下制筋，オトガイ筋，口輪筋を支配し，頚枝は広頚筋を支配する．各枝の間には多くの相互接続があり，表情を調整している．下顎縁枝は深筋膜より深部に位置するのに対し，頚枝はより浅いSMAS（浅筋膜）下の平面を走行しているため，広頚筋より深部まで剥離すると運動枝を損傷するリスクがある．頚枝損傷のデンジャーゾーンは，中央コンパートメントとオトガイコンパートメントの移行部に位置し，これらのコンパートメントを隔てる咬筋靱帯の尾側部に隣接している．

Keywords：デンジャーゾーン，下顎縁枝と頚枝，顔面神経損傷

Key Points

- 二次元的な下顎縁枝と頚枝の分岐パターンは多様であり，頬部や頚部で剥離操作を行う際に神経の位置を正確に把握することは難しい．
- 三次元的には，下顎縁枝と頚枝の位置と深さは一定であり，予測可能である．
- 剥離すべき平面と神経を損傷しやすいデンジャーゾーンという視点から三次元的な解剖学的構造を理解することで，若返り手術を行う際の医原性損傷を防ぐことができる．
- 頚枝損傷のリスクが最も高いのは，下顎角部の中でも咬筋靱帯の尾側部が隣接した下顎縁である．
- 頬部から頚部へ向かって剥離する際には，剥離が皮下で広頚筋よりも浅層にとどまっていることを確認する．

6.1　安全への配慮

- 下顎縁枝と頚枝はともにSMASと広頚筋の深部に存在する．
- SMASと広頚筋よりも浅層での皮下剥離は安全である．SMASと広頚筋を正確に同定することで，皮下の剥離すべき平面を見分けることができる．
- 頚枝は下顎縁枝よりも浅層にあるため損傷しやすい．
- 頚枝を損傷するリスクが最も高いのは，下顎角に沿って広頚筋を支配している部位である．ここでは咬筋靱帯の尾側部が隣接している．
- 咬筋靱帯の尾側部は咬筋から広頚筋を通って皮膚まで広がっている．頬部から頚部に向かって剥離する際に，これらの靱帯線維がある部分では適切な剥離平面を見分けることが難しくなる．この部位では頚枝が浅層を走っているため，広頚筋よりも深部まで不用意に剥離すると運動枝を損傷してしまうことがある．
- 頚枝は耳下腺尾部の前方で深筋膜を貫通するため，ここでSMAS下を剥離する際にも頚枝を損傷するリスクがある．この部位でSMASを挙上する際には，神経損傷を防ぐため

I 顔面神経

に鈍的に剥離する．
- 頸部の脂肪除去手術を行う際に，広頸筋内へ不用意に剥離を進めると，広頸筋内を走行する頸枝を損傷することがある．この種の損傷は通常一過性であり，すぐに治癒することが多い．頸枝本幹の損傷では，回復に4〜8週間を要する．
- 下顎縁枝は，頬部で深筋膜の深部に位置し，損傷することはまれである．

video 6-1

6.2　関連する解剖(video 6-1)

- 顔面神経の下顎縁枝と頸枝には，解剖学的にも機能的にも交通があり，ともに下口唇の表情を担っている．頸枝と下顎縁枝の間の交通枝はカダバー解剖でよく観察され，これら2つの神経枝がいかに共同して下口唇の表情を調整しているかを示している(図6-1)．

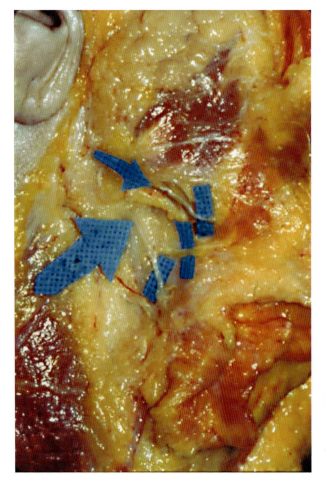

図6-1
下顎縁枝と頸枝の相互交通を示している．大きな矢印は頸枝を示し，小さな矢印はより深い位置にある下顎縁枝を示す．下顎縁枝と頸枝の間の交通枝はよく観察され，それゆえに表情を作る際にもこれらの神経は共同して機能している．

- 一般に，頚枝は広頚筋の主要な支配神経であり，下顎縁枝は口角下制筋，下唇下制筋，オトガイ筋，口輪筋の主要な支配神経である．
- 頬部と頚部で皮下もしくは SMAS/広頚筋下の剥離を安全に行う鍵は，これらの神経が頬部と頚部を横断する深さを正確に理解することである．
- **下顎縁枝の深さ**：下顎縁枝は耳下腺尾部の前方に出た後，SMAS 下の脂肪に覆われて深筋膜の深部を走行している．たとえ痩せたカダバーにおいても耳下腺尾部のすぐ前方で下顎縁枝を覆う SMAS 下脂肪を確認できるため，神経の位置を示す貴重な目印となる．
- 下顎縁枝は深筋膜下を通って下口唇に向かう．そして，深筋膜によって咬筋と下顎骨に強固に固定されたまま顔面動脈の上を横切る（図 6-2）．
- 下顎縁枝は下口唇下制筋群に達するまで，下口唇に向かって深筋膜の深部を走行している．口角下制筋から始まる筋群に達した位置で，下顎縁枝は深筋膜を貫通し，下口唇下制筋群を深部から神経支配している．一部の分枝のみが深部のオトガイ筋へ向かう．ほとんどの表情筋と異なり，オトガイ筋は表層側から神経支配されている（図 6-3）．
- **頚枝の深さ**：頚枝の数と位置には大きなばらつきがある．頚枝は耳下腺尾部の前方に出た後，深筋膜を貫通し，広頚筋と深筋膜の間にある SMAS 下の平面を走行する．
- 頚枝と下顎縁枝が近接していたとしても，頚枝は下顎縁枝に比べてより表層である SMAS 下の層を走行しているため，剥離が不用意に広頚筋の深部に及んだ場合に損傷リスクがより高いのは頚枝である．この解剖学的事実が，下顎縁枝に比べて頚枝損傷の頻度が高い理由である（図 6-4a, b，図 6-5）．

6.3 デンジャーゾーンと臨床的関連

6.3.1 頚枝

- 咬筋の尾側縁が頚枝損傷のデンジャーゾーンの目印になる．その解剖学的な根拠は，下顎骨下縁に近接したこの部位では咬筋靱帯の尾側部が存在し，この靱帯によって皮膚と広頚筋が下層の深筋膜と咬筋に強固に固定されているためである（図 6-6）．
- 頚枝は，皮下脂肪の少ない痩せた患者で最も損傷リスクが高い．
  - 頬部から下顎骨縁に沿って頚部へと剥離を進める際，咬筋靱帯の尾側部によって規定される神経損傷のデンジャーゾーンを通ることになる．この部位では靱帯が密集しているため，剥離すべき適切な平面を見つけるのが難しい．
  - この「デンジャーゾーン」は，自分自身の顎で触れることができる．まず，歯を食いしばり，示指を咬筋前縁の尾側に当てる．そして，咬筋前縁に沿って皮膚をつまみ下顎縁に沿って下方に皮膚を引っ張ると，いかに皮膚が固定され，頬部に比べて可動性が悪いかがわかる．この癒着は咬筋靱帯最尾側の線維によるものであり，皮膚と広頚筋の間での剥離を難しくしている．
  - 頚枝は通常この位置で広頚筋の深部へ入るため，この「ゾーン」において剥離が広頚筋内まで及ぶと頚枝を損傷してしまう可能性が高い．
- 幸いなことに，下顎縁枝はこの位置では深筋膜によって下顎骨と咬筋に固定されており，守られている．
- 神経の回復に関しては，下顎縁枝が下口唇の下制機能の主要な支配神経なので，頚枝を損傷しても通常 4~8 週で完全回復する．

I 顔面神経

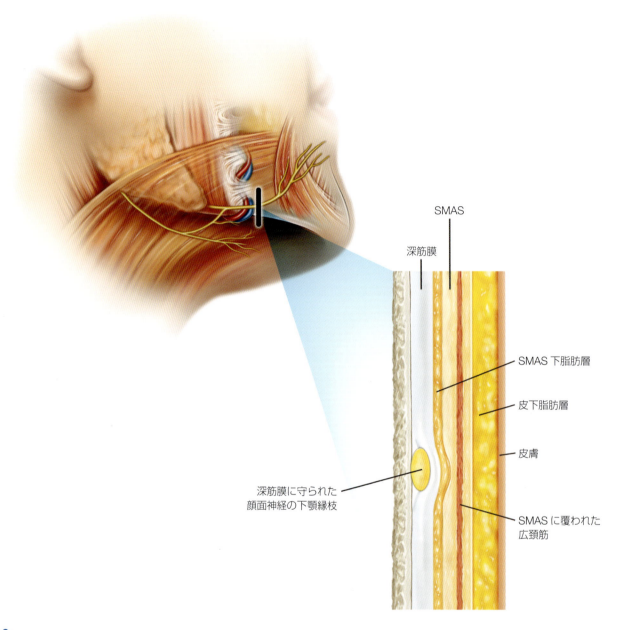

図 6-2
顔面動静脈のすぐ前方レベルにおける下顎縁の断面図で下顎縁枝の位置を示している．この位置では，下顎縁枝は深筋膜より深部に位置している．下顎縁枝は，口角下制筋と下唇下制筋に達して深部から神経支配するまでは，比較的安全で深い位置を走行している．

- また，フェイスリフトのためにSMASの挙上や広頸筋開窓法を行う際にも頸枝を損傷する可能性がある．安全の鍵となるのは，耳下腺および胸鎖乳突筋前方からSMASを注意深く剥離することである．SMAS弁を前方に挙上する際には，ここで頸枝を正確に同定しなければならない．次いで，耳下腺と胸鎖乳突筋より前方の疎性結合組織層で鈍的に剥離することで頸枝の損傷を避ける．

6 顔面神経下顎縁枝と頸枝の保護

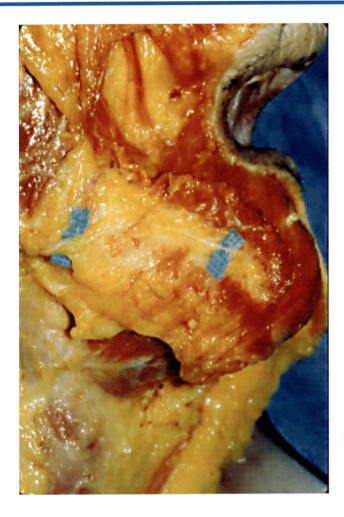

図 6-3
このカダバー写真は，口角下制筋，下唇下制筋の深部を走行している下顎縁枝を剖出している．これらの筋肉は深部から神経支配されていることが確認できる．

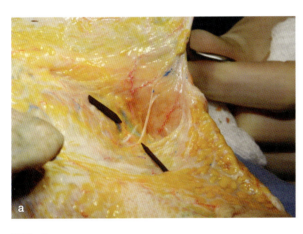
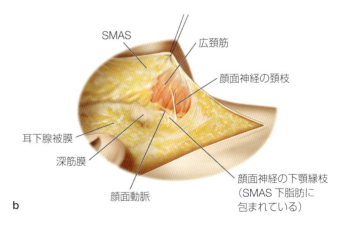

図 6-4
a このカダバー写真は，頸枝（SMAS と深筋膜の間の平面に位置している）と下顎角に沿って深筋膜の深部に位置する下顎縁枝と顔面動静脈（上の矢印）との関係を示している．下の矢印は，頸枝が広頸筋（鑷子）を神経支配する位置を示している．この位置で広頸筋の深部まで剥離すると，運動枝を損傷する可能性がある．
b この図は，頸枝が下顎角に沿って SMAS と深筋膜の間の浅い平面を走行していることを示している．下顎縁枝と顔面動静脈は，この位置では深筋膜の深部にある．

51

I 顔面神経

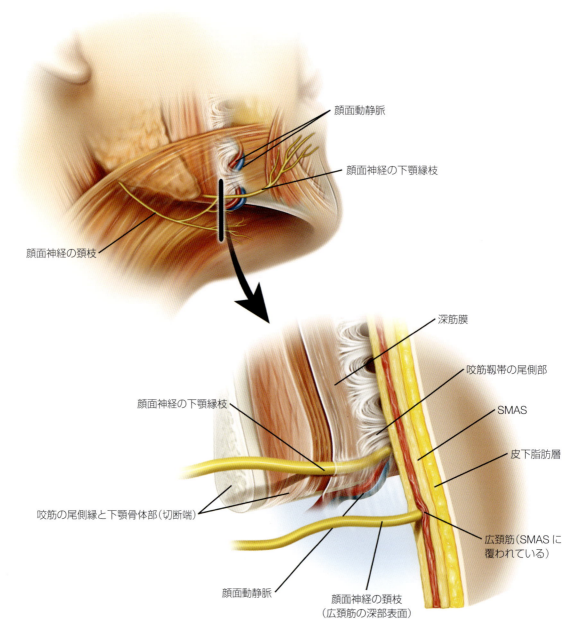

図 6-5
この断面図は，下顎角部における下顎縁枝と頸枝の相対的な深さを示している．この位置で皮膚を咬筋尾側に結合している咬筋靱帯尾側部が近接していることに注意してほしい．ここでは，深い位置にある下顎縁枝は比較的保護されているものの，表層の頸枝は不用意に深く剥離することで損傷するリスクが高くなる．

6 顔面神経下顎縁枝と頚枝の保護

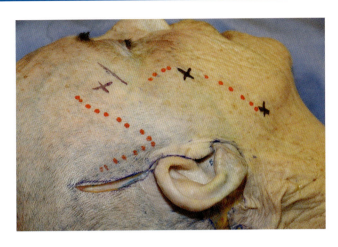

図 6-6
尾側の X 印が，頚枝損傷のデンジャーゾーンである．この領域が咬筋靱帯の尾側と下顎角によって区切られていることに注意してほしい．この位置では通常，頚枝が広頚筋の直下に存在し，SMAS と深筋膜の間の平面を走行している．

6.3.2 下顎縁枝

- 下顎縁枝は深部に位置するため，皮下や SMAS 下の剥離で損傷することはまれである．皮下であれ SMAS であれ，剥離が深筋膜上にとどまっている限り下顎縁枝の損傷は防げる．
- SMAS 下剥離/広頚筋開窓法を安全に行うには，SMAS を耳下腺尾部から胸鎖乳突筋前縁にかけてのリテイニングリガメントから剥離した後，その前方で SMAS と深筋膜の間にある疎性結合組織層に入る．
- 耳下腺尾部の前方で剥離を行う際には，SMAS 下脂肪が容易に同定できる．この SMAS 下脂肪は深筋膜の深部にあり，下顎縁枝を見つける目印となる．
- ほとんどの患者では下顎縁枝はこの SMAS 下脂肪に覆われたままであるため，SMAS 下で剥離を行っても下顎縁枝に遭遇することはない．前述のように，神経損傷を防ぐ鍵は剥離操作の際に**決して深筋膜の下に入らない**ことである．
- 耳下腺と胸鎖乳突筋の前方にある疎性結合組織層を同定した後は，SMAS と深筋膜の間で愛護的かつ鈍的な剥離を行うことで，SMAS/広頚筋弁を十分に挙上しながらも下顎縁枝と頚枝をともに保護することができる．

6.4 まとめ

　ほかの顔面神経の分枝と同様に，運動枝の損傷を避ける鍵は剥離すべき平面を正確に同定し，顔面神経の存在する平面との関係を理解することである．頚枝はフェイスリフトで最もよく損傷される枝である．それは，頚枝が耳下腺を出た後，広頚筋の直下，SMAS と深筋膜の間の平面を走行するという解剖学的事実に起因する．

　皮下を剥離する際，不用意に広頚筋の深部まで剥離することは避けるべきである．この分枝は広頚筋に深部から入った後，筋肉内を走行するため，広頚筋の筋体を（特に下顎縁に沿って）前方へ剥離すると一時的に下口唇の動きが弱まることがある．これはオトガイ下–頚部の剥離や脂肪除去手術の際に最もよく起こる．幸い，下顎縁枝が主要な支配神経であるためこの麻痺は一時的である．頚部の脂肪除去手術を行う際には，広頚筋の表面を同定し，この筋肉の上にある筋膜を損傷しないことが安全の鍵である．

I　顔面神経

推奨文献

Baker DC, Conley J. Avoiding facial nerve injuries in rhytidectomy. Anatomical variations and pitfalls. Plast Reconstr Surg. 1979; 64 (6): 781-795

Dingman RO, Grabb WC. Surgical anatomy of the mandibular ramus of the facial nerve based on the dissection of 100 facial halves. Plast Reconstr Surg Transplant Bull. 1962; 29: 266-272

Freilinger G, Gruber H, Happak W, Pechmann U. Surgical anatomy of the mimic muscle system and the facial nerve: importance for reconstructive and aesthetic surgery. Plast Reconstr Surg. 1987; 80 (5): 686-690

Roostaeian J, Rohrich RJ, Stuzin JM. Anatomical considerations to prevent facial nerve injury. Plast Reconstr Surg. 2015; 135 (5): 1318-1327

Seckel BR. Facial Danger Zones: Avoiding nerve injury in facial plastic surgery. 2nd ed. Boca Raton, FL: CRC Press; 2010

Stuzin JM, Baker TJ, Gordon HL. The relationship of the superficial and deep facial fascias: relevance to rhytidectomy and aging. Plast Reconstr Surg. 1992; 89 (3): 441-449, discussion 450-451

Tzafetta K, Terzis JK. Essays on the facial nerve: Part I. Microanatomy. Plast Reconstr Surg. 2010; 125 (3): 879-889

推奨文献

7 大耳介神経

James M. Stuzin

要旨

　大耳介神経は，耳垂と頬部の外側を支配している感覚神経である．そして，おそらくフェイスリフトで最もよく損傷される神経でもある．大耳介神経の不用意な損傷を防ぐための鍵は，この神経が横断する側頚部において，大耳介神経と頚部浅筋膜および胸鎖乳突筋(sternocleidomastoid muscle：SCM)の立体的な位置関係を理解することである．本項では，大耳介神経の解剖と不用意な神経損傷を避ける方法に焦点を当てる．

Keywords：デンジャーゾーン，大耳介神経，大耳介神経損傷

Key Points

- 大耳介神経は頚神経叢から分かれる感覚神経であり，C2 と C3 からの神経線維を含む．大耳介神経は，耳下腺前部から，耳介尾側，耳垂にかけての皮膚感覚を担っている．
- 大耳介神経を損傷すると，これらの部位に痺れが生じる．痛みを伴う神経腫を生じることもある．
- 大耳介神経は常に外頚静脈の外側に位置する．外頚静脈は体表に見えることも多いため，有用な目印となる(図 7-1)．
- 大耳介神経を同定するための古典的な目印は McKinney 点と呼ばれ，外耳孔から 6.5 cm 尾側，SCM の中央部に位置する(図 7-2)．
- 大耳介神経は，SCM 上の頚部筋膜と広頚筋外側部のいずれよりも深部を走行している．SCM 上の頚部筋膜は，頬部 SMAS(浅筋膜)と連続している(図 7-3)．
- SCM を覆う頚部筋膜よりも浅層で皮下剥離を行えば，誤って大耳介神経を損傷することを避けられる．

7.1　安全への配慮

- 耳介後方で剥離する際は，SCM 上に筋膜があることを意識し，この筋膜よりも深くまで入らないよう注意する．
- 剥離中に SCM の筋線維が露出したとすれば，誤って深い平面を剥離したと考えるべきである．
- 耳後部での皮下剥離は SCM の後縁に沿って行われるため，この剥離操作中に大耳介神経を最も損傷しやすい．この部位では通常，頚部の皮膚は SCM に癒着しており，皮下脂肪が薄いことも多いため，平面の同定が難しい．
- 大耳介神経の分岐パターンは患者によって大きく異なる．一般的には，耳垂への分枝に加えて前枝と後枝がある．大耳介神経の枝は，耳垂に入るとより表層を走行するため，ここを剥離する際にしばしば神経が露出する．

I 顔面神経

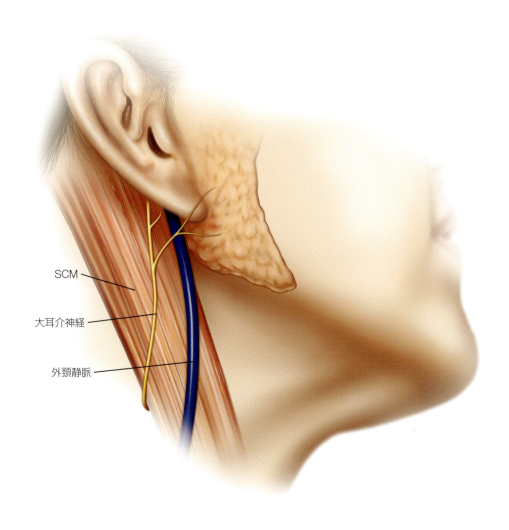

図 7-1
大耳介神経は頚神経叢の分枝であり，耳垂と頬部外側の知覚を担っている．大耳介神経は通常，前枝と後枝および耳垂への分枝からなる．大耳介神経は，外頚静脈より外側に位置する．

- McKinney 点は，大耳介神経の走行を同定するのに有用な目印であるものの，大耳介神経とSCM中央との位置関係は患者間でばらつきがあることが知られている．特に頚部が垂直方向に長い患者では，大耳介神経が頚部のかなり低位でSCMの中央ラインを横切り，その後，SCM前縁に沿って走行している．このように大耳介神経が前方を走行しているケースでは，SMAS下の剥離や広頚筋開窓法で神経を損傷するリスクが高くなる（図 7-4）．

7.2 デンジャーゾーンと関係する臨床解剖

- 大耳介神経は，SCMの後縁に沿って Erb（鎖骨上窩）点を出た後，SCMを横切りながら耳に向かって走行する．
- ほとんどの患者では，耳垂への分枝に加えて前枝と後枝が存在する．これらの分枝は頚部を上行するにつれて浅層を走るため，耳垂付近の剥離の際に神経枝が露出することも珍し

7 大耳介神経

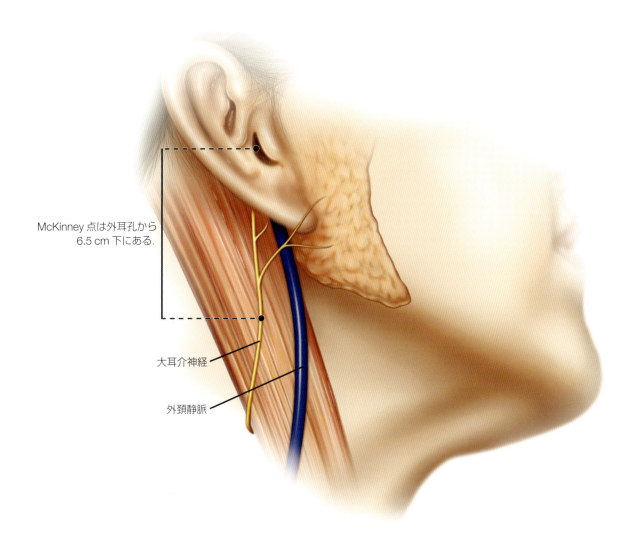

図 7-2
McKinney点は大耳介神経の古典的な目印である．外耳孔から6.5 cm尾側の点で，大耳介神経がSCMの中央線を横切る位置にある．これは有用な目印であるものの，誤って頸筋膜よりも深部まで剥離してしまうと，どの位置でも大耳介神経を損傷するリスクがある．

くない．
- 古典的には，大耳介神経は外耳孔の6.5 cm尾側でSCMの中央の筋腹を横切るとされているものの，このSCMと神経の位置関係は患者によってある程度のバリエーションがある．それにもかかわらず，どの患者においても大耳介神経はSMAS/広頸筋およびSCM上の頸部筋膜のいずれよりも深部を走行している．
- 耳介後方で手術操作をする際には，SCMの前方を覆う頸部筋膜を同定し，この層よりも浅層で皮下剥離することが安全の鍵となる．大耳介神経は常に頸部筋膜の深部に位置しているため，剥離中にSCMの筋線維が露出したとすれば，誤って深い平面を剥離してしまったと考えるべきだろう．（図7-3）．

I 顔面神経

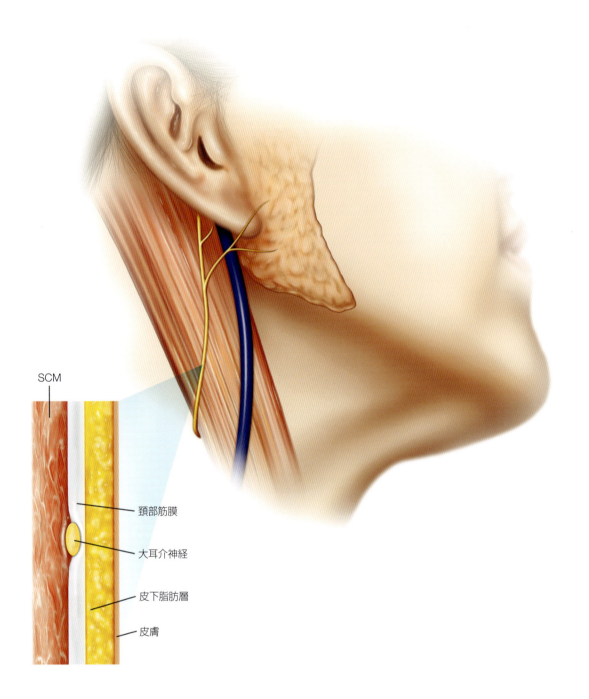

図 7-3
大耳介神経の損傷を防ぐ鍵は，剥離している深さと神経が走行している深さの関係を正確に理解していることである．大耳介神経の分岐のパターンにはバリエーションがあるものの，常に SCM を覆う頚部筋膜よりも深部を走行している．頚部筋膜の浅層を剥離している限りは，神経損傷を防ぐことができる．

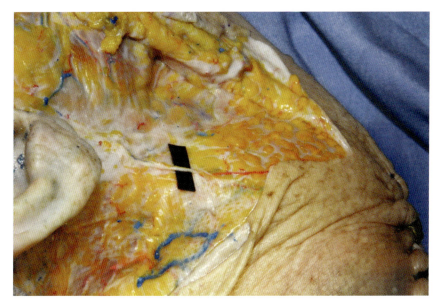

図 7-4
SCM 上を走行する大耳介神経を示したカダバー写真．McKinney 点は大耳介神経の走行を示す古典的な目安であるものの，大耳介神経の垂直方向の経路と SCM に対する位置関係にはバリエーションがある．立体的な解剖は一定であり，大耳介神経は常に SCM 上の頸部筋膜および広頸筋のいずれよりも深部を走っている．

7.3　テクニカルポイント

- 耳介の後方を剥離する際には，線維性かつ血管豊富であることが多いため，正しい剥離平面を見出すことが重要である．剥離すべき平面は，SCM を覆う頸部筋膜よりも浅い，皮下の平面である．
- 安全性の観点から，頸部筋膜が破綻して SCM の筋線維が露出したタイミングを自覚する．筋体が見えたなら，剥離が誤って深部に及んでしまったことに気づき，それ以降の剥離を筋膜より浅層に戻せばよい．剥離する皮下の平面を同定するのに，透過光が役に立つ．
- 神経損傷のリスクが最も高い場面は，頸部下方で SCM 後縁に沿って剥離するときである．この領域では通常，靱帯が密で皮下脂肪は薄いため，頸部筋膜よりも表層を剥離するよう注意する．剥離すべき層が不明瞭であれば，神経保護には鈍的剥離が有効である．
- McKinney 点は有用な目印であるが，大耳介神経が SCM を横切る位置にはバリエーションがある．このため安全性の鍵は McKinney 点ではなく，むしろ剥離すべき深さを認識することである．大耳介神経は常に頸部筋膜よりも深く走行するため，筋膜よりも浅い皮下の平面で剥離すれば神経損傷を防ぐことができる．
- 外側広頸筋開窓法や，広頸筋外側縁に沿って SMAS 下剥離を行う際には，大耳介神経が近くを走行しているかもしれないと認識することが重要である．神経損傷を防ぐための技術的なポイントは，広頸筋の外側を切開した後は広頸筋の下面に接しながら剥離を進めることによって，前方に存在する神経の平面と剥離する平面が一致しないようにすることである．広頸筋の外側を切開した後は，鈍的な剥離が役立つ（video 7-1）．

video 7-1

I 顔面神経

推奨文献

McKinney P, Katrana DJ. Prevention of injury to the great auricular nerve during rhytidectomy. Plast Reconstr Surg. 1980; 66 (5): 675-679

Seckel BR. Facial Danger Zones: Avoiding nerve injury in facial plastic surgery. 2nd ed. Boca Raton, FL: CRC Press; 2010

Baker TJ, Gordon HL, Stuzin JM. Surgical Rejuvenation of the Face. 2nd ed. St Louis: Mosby Year-Book; 1996

Stuzin JM. MOC-PSSM CME article: Face lifting. Plast Reconstr Surg. 2008; 121 (1, Suppl): 1-19

8 手技上の配慮：拡大 SMAS 剥離と外側 SMAS 切除/広頚筋開窓

James M. Stuzin

要旨

　近代的なフェイスリフトの手技は，SMAS（浅筋膜）を利用して顔面の脂肪を頬部前方から頬部外側および頬骨部の陥凹へ再配置することによって，若齢期にみられるボリュームのある隆起を復元することを基本としている．本項では，広く用いられている 2 つの手技：拡大 SMAS 剥離と外側 SMAS 切除/広頚筋開窓を取り上げ，フェイスリフトを行う際に顔面神経損傷を避けるための手技と方法を中心に解説する．

Keywords：拡大および高位 SMAS 法，外側 SMAS 切除および SMAS スタッキング法，広頚筋開窓法

Key Points

拡大 SMAS 剥離

- 拡大 SMAS 剥離（頬骨脂肪体へと連続する頬部外側浅筋膜：SMAS 下剥離）を行うにあたって，正確な皮下剥離が本手術成功の鍵となる．
  - SMAS 上に多くの皮下脂肪を残して皮下を剥離することで，厚い SMAS 弁を挙上できる．そしてこのほうが手技的にも剥離しやすい．
  - 正確に皮弁剥離するうえで，透過光が有用である（図 8-1）
- SMAS 剥離を始める際に，SMAS とその下にある耳下腺被膜の間の平面を見つけることが重要である．剥離を前方に進める際には，SMAS 下の剥離で耳下腺被膜または深筋膜を損傷しないことが肝要である．こうすることで，耳下腺瘻孔や顔面神経損傷のリスクを回避できる．
- SMAS を耳下腺被膜から前方に挙上すると，SMAS 下脂肪が見えてくる．SMAS 下脂肪を深筋膜の上に温存し，SMAS の下面と SMAS 下脂肪の境界面で剥離することで，深筋膜より深部を走る顔面神経を損傷するリスクを減らすことができる（図 8-2a, b）．
- SMAS 下剥離を進める限界ラインは，リテイニングリガメントによる制限のある領域を通過し，SMAS が固定領域から可動領域へと移行するところである．
- SMAS の剥離は通常，耳下腺，頬骨外側，咬筋靱帯の上部，および SCM 前縁から SMAS が遊離するまで進める必要がある（図 8-3）．

8.1　安全への配慮

- 拡大 SMAS 剥離における剥離操作のほとんどは，顔面神経が保護されている領域で行われる．SMAS の大部分は耳下腺，副耳下腺，頬骨外側の上で挙上されるが，これらの領域のすべてで顔面神経は保護されている．

Ⅰ 顔面神経

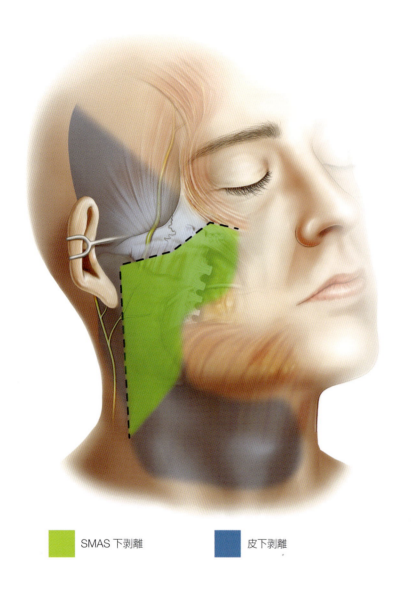

SMAS 下剥離　　皮下剥離

図 8-1
拡大 SMAS 剥離の切開線．固定構造から SMAS を遊離するために必要な SMAS 下剥離の範囲も示している．この切開デザインによって，外側頬部脂肪体と頬骨脂肪体の SMAS を固定しているリテイニングリガメントを切離し，顔面前方の脂肪を頬外側上部の陥凹部へ再配置することで，若齢期にみられるボリュームのある隆起を復元することができる．

- 耳下腺の前方と頬骨隆起の外側では，顔面神経損傷のリスクが存在する．
- SMAS を耳下腺，頬骨外側，上咬筋靱帯から剥離できると，SMAS の可動領域へと入る．リテイニングリガメントに制限された領域を通過すると，その先は線維がまばらになる．
  - **剥離しやすくなったらそこでストップ！** SMAS 弁をここまで挙上してからさらに剥離を進めても，脂肪を再配置するための可動性はほとんど変わらない．
- SMAS 可動領域での剥離を制限することが，頬部前方では露出しやすい顔面神経の損傷を最小限に抑えることにつながる．
- 頬骨のすぐ外側では，頬部外側から連続した SMAS が大頬骨筋の表面に沿って浅層に向かい，徐々に薄くなる．また，ここには顔面横動脈と咬筋靱帯上部も存在している．この領域の剥離操作では，顔面神経を保護するためにも，SMAS を咬筋靱帯から剥離する際に SMAS 弁を損傷しないためにも，剥離する平面を正確に見定めることが不可欠である（図 8-2b）．

8 手技上の配慮：拡大SMAS剥離と外側SMAS切除/広頸筋開窓

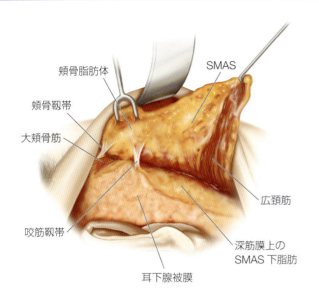
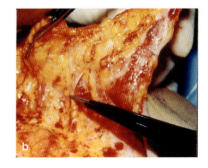

図8-2
a SMAS下層剥離の鍵は，SMASと深筋膜の間の平面を正確に見出すことにある．耳下腺被膜は深筋膜に相当するため，拡大SMAS剥離における最初の切開後はこの層よりも浅層で剥離を進めることが重要である．耳下腺よりも前方では，深（咬筋）筋膜が現れる．ここでは，SMAS下脂肪を深筋膜の表面に温存して剥離することで，不用意に深部へと侵入してしまうのを防ぐ保護層としている．
b 拡大SMAS剥離の術中写真．止血鉗子は，頬骨外側に沿った頬骨脂肪体を把持しており，大頬骨筋が露出している．バイポーラは，SMAS下を可動領域まで展開するために解除が必要な上咬筋靱帯を指している．

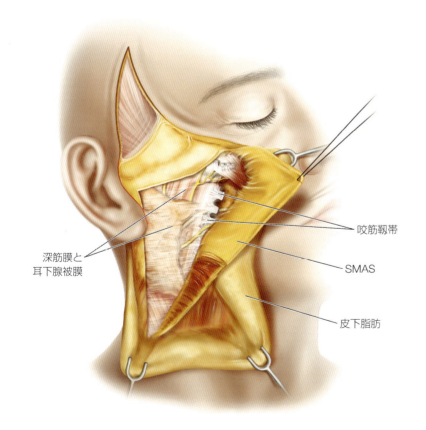

図8-3
拡大SMAS剥離における剥離範囲は，耳下腺前縁，副耳下腺，頬骨靱帯，上咬筋靱帯およびSCM前縁からSMASが遊離するまでである．SMASの下面がこれらの構造から剥離されて，頬部外側のSMAS下の可動領域まで達すると，顔面脂肪を再配置するうえでそれ以上の剥離は不要となる．ちなみに，広頸筋開窓法で必要となる切開と剥離も，この図に示した広頸筋の外側/下方の剥離と同様である．

I　顔面神経

- 咬筋靱帯上部からSMASを剥離すると，SMASの可動領域に入る．線維はまばらになり，これ以上の剥離は行わない．これによって，SMASと深筋膜の間を走行する頬骨枝よりも頭側で剥離が止まる．
- 頬骨脂肪体の再配置には，頬骨隆起の上部から大頬骨筋の表面に沿った前方への剥離が不可欠である．顔面神経は，頬骨直上の領域で保護される．
- 下方では，SMAS弁の十分な可動性を確保するために，広頚筋外側縁のSCM前縁への靱帯性付着を剥離することが重要である．SMAS/広頚筋をSCMから遊離できると，疎性結合組織層に入る．この疎性結合組織面を鈍的に剥離することで，深層を走行する頚枝と下顎縁枝の損傷リスクを最小化できる（図8-3）．

8.2　テクニカルポイント：拡大SMAS剥離

- 拡大SMAS剥離の頭側の切開デザインは，頬骨弓に沿って平行であり，側頭枝より尾側に位置する．
- 頬骨弓が頬骨体部へつながる前方の領域では，頬骨脂肪体の上縁に沿って上方にSMASを切開する．ほとんどの患者において，頬骨脂肪体の上部と眼輪筋外側（眼輪筋は平坦でその上の脂肪はほとんどない）の境界は明瞭であり，拡大SMAS剥離における上部/高位領域の目印になる．外側/下方へのSMAS切開は，頚部の広頚筋外側縁に沿って切開し，耳垂より数センチ尾側まで延長する（図8-1）．
- SMASを剥離する前に，少量の局所麻酔薬によるハイドロダイセクションが役立つ．SMASを切開した後は，その下にある耳下腺被膜を確認する．適切な剥離深度を設定するため，SMASと耳下腺被膜間の平面を認識することが重要である（図8-2）．
- 広頚筋の外側縁を切開する．通常，広頚筋の外側は厚く，容易に剥離できる．SCMの外側縁に沿った靱帯による制限を解除して広頚筋の剥離を進めると，SCM前方の疎性結合組織面に達し，ここでは鈍的な剥離でSMAS下方/広頚筋を授動することができる．
- 頬骨隆起および大頬骨筋の上にあるSMASの頬部領域は，頬骨脂肪体を頬骨靱帯が貫通しているため，厚く線維質である．通常，大頬骨筋と頬骨脂肪体の境界は容易に確認でき，この領域には顔面神経の枝が存在しないため安全に剥離できる（図8-2b）．
- 頬骨の外側のSMASは薄く，剥離操作時に裂けやすい．この領域では，上咬筋靱帯と顔面横動脈の穿通枝が出現する．頬部下方とオトガイ部の十分な可動性を確保するため，上咬筋靱帯を切離しなければならない．この領域では，靱帯の外観とSMASの厚みを確認しながら慎重に剥離を進める．もし剥離すべき平面が不明瞭になってきたとしたら，**剥離を止める！**　この領域では頬骨枝がすぐ近くを走っている（図8-2b）．
- 顔面横動脈は重要な目印となる．この穿通枝の遠位には頬骨枝が近接しているものの，頭側には顔面神経はない．通常，上咬筋靱帯はこの動脈のすぐ尾側にあり，この靱帯の制限を抜けてSMAS可動領域まで達するには，ほんの数mm遠位に剥離するだけでよい．
- SMASの固定領域と可動領域の接合部を越えたところが，SMAS剥離の限界である．このSMAS固定領域と可動領域の接合部は，耳下腺前方，副耳下腺前方，頬部外側隆起の前方/下方，およびSCMの前方に位置している（図8-3）．
- 挙上したSMAS弁の可動性は，SMAS弁を引っ張り，頬の前方の動きが制限されないかどうかで判断できる．
  - **覚えておく**：剥離がSMASの可動領域まで達すると，剥離しやすくなり，線維がまば

らになる.

- **剥離しやすくなったらストップ**. これによって，SMAS 弁の十分な可動性を確保しながら，不用意な顔面神経損傷を防ぐことができる.

8.3 剥離

- SMAS の切開ラインは，頬骨弓のすぐ頭側に設定する. この領域は耳下腺の直上であり，側頭枝の経路より尾側になる. 頬骨弓と頬骨体部の結合部にマーキングし，ここからは頬骨脂肪体の上縁に沿って SMAS の切開を進める.

- SMAS の剥離を確実に側頭枝より尾側で行うことで側頭枝損傷を防ぐための重要なステップは，耳珠から眉毛までのラインをマーキングし，SMAS の切開をこのラインよりも尾側にとどめることである. 頚部では，広頚筋の外側縁下部をマーキングしておく. SMAS に局所麻酔薬を浸透させ，ハイドロダイセクションを行う.

- SMAS の挙上は，耳下腺の上から鋭的に開始し，耳下腺被膜と SMAS の境界面を特定する. 耳下腺実質へ切り込むことは避けるべきである.

- 剥離は，広頚筋外側縁に沿って耳垂の数 cm 尾側まで進める.

- その後，広頚筋の下面に沿って，広頚筋と SCM の癒合を外しながら剥離を進める. 耳下腺尾部のすぐ前方，および SCM 前縁にあるリテイニングリガメントの前方で SMAS を挙上し，疎性結合組織面を確認する. この結合組織面を鈍的に剥離することで，SMAS 下部/広頚筋の可動性が得られるため剥離操作が終了する.

- 耳下腺尾部の前方では SMAS 下脂肪が確認できる. ここで下顎縁枝が耳下腺から出てくるため，重要な目印となる. この領域では，深筋膜よりも浅層であることを確認しながら鈍的に剥離を進めるべきである.
  - 耳下腺体部に沿って頭側に剥離を進め，耳下腺前縁では靱帯を確実に切離する.
  - 耳下腺前縁に達したら，通常，SMAS 下脂肪が見えてくる. そして，SMAS の可動領域に入るため剥離を終了する.
  - 耳下腺の前方では，SMAS がリテイニングリガメントから切離されているため，術者は SMAS 下層の剥離が線維性ではないことに気づくだろう. すでに強調したが，剥離が容易になったら**ストップ**. それ以上剥離しても SMAS 弁の可動性が高まることはなく，合併症を増やすだけである.
  - 安全面から，頬部の可動領域では顔面神経が露出しやすいことも，SMAS 皮弁の可動性が得られたらそれ以上剥離しない理由である.

- 頬骨脂肪体の再配置のため，頬部 SMAS の剥離を頬骨外側部の上で延長する. それから，頬骨脂肪体と大頬骨筋の間の平面で，頬骨脂肪体を頬骨への付着部から剥離する.

- 頬骨脂肪体を挙上すると，大頬骨筋(さらに前方には眼輪筋と小頬骨筋)の筋線維が見えてくる. これらの筋肉は底面から神経支配を受けているため，これらの筋肉より浅層で拡大 SMAS 剥離を行うことで顔面神経の損傷が予防できる. SMAS 弁が頬骨靱帯の外側部から解放されるまで挙上を進める. さらに前方で頬骨から SMAS を剥離すると上咬筋靱帯が見えてくる.

- この領域の SMAS 剥離は，適切な剥離平面を正確に認識できるように，SMAS 挙上過程の最後(耳下腺領域と頬骨領域の SMAS 剥離の後)に行う. SMAS を挙上する際，深筋膜上に SMAS 下脂肪を残すことで顔面神経の保護が高まる.

8.4　外側 SMAS 切除法・広頚筋開窓法のキーポイント

- 外側 SMAS 切除法を行うにあたって，SMAS の固定領域と可動領域の接合部を確認する．この接合部を，耳下腺尾部のすぐ前方から頭側の頬骨外側隆起に向かってマーキングする(図 8-4)．
- 余分な脂肪を除去して顔のたるみを改善できるように，SMAS/浅在脂肪を楕円形に切り取るラインをデザインする(図 8-5)．
- 外側 SMAS 切除法の大きな利点は，正式な SMAS 下の剥離を行うことなく顔面脂肪を再配置できる点にある．効果を発揮するためには，SMAS 切除範囲の尾側が SMAS の可動領域に沿っていなければならない．
- 外側 SMAS 切除法では，SMAS を切開する．SMAS の切除は，SMAS 直下の深さで行うように注意する．外側 SMAS 切除法を安全に行う鍵は，神経損傷と耳下腺瘻孔を避けるため，深部にある深筋膜と耳下腺被膜を損傷しないことである．
- 広頚筋開窓法は，外側 SMAS 切除法と併用されることが多く，オトガイから頚部にかけての輪郭を改善することができる．正式な SMAS 下の剥離を行わない外側 SMAS 切除法とは異なり，広頚筋開窓法では，耳垂から数 cm 尾側にかけて広頚筋の外側縁を切開する必要がある．
- 広頚筋を切開した後，SCM の前縁に沿ったリテイニングリガメントから広頚筋を剥離する．通常，可動性を得るために必要となる前方への剥離はほんの数センチであり，SCM の前方で疎性結合組織面に達した後は鈍的に剥離できるようになる．広頚筋開窓法は，前述した拡大 SMAS 法における外側/下方の剥離と似ている(図 8-3)．

8.5　外側 SMAS 切除法・広頚筋開窓法：安全への配慮

- 外側 SMAS 切除法を行う際には，SMAS の固定領域と可動領域の接合部をマーキングする(図 8-4)．
- 耳下腺の前方にある SMAS の可動領域では，顔面神経を保護している構造が少ない．
- SMAS 切除を行う際には，SMAS と深筋膜の間の平面を確認する．SMAS を切開した後に SMAS 直下を鈍的に剥離することで，SMAS を切除する平面を見つけやすくなる．SMAS は深筋膜よりも浅層で切除する．
- SMAS 切除の際は，深筋膜上に SMAS 下脂肪を温存することで，深部にある顔面神経を保護する．
- SMAS 外側を切除する際は，耳下腺瘻孔を避けるため，耳下腺被膜には切り込まず，耳下腺実質内を剥離しない(図 8-5)．
- 外側 SMAS 切除法において，余分な脂肪は太った患者では切除するが，やせた患者では頬部外側のボリュームを出すために温存する(いわゆる SMAS スタッキング法)こともできる．いずれの場合でも，SMAS 切除の切開ラインを縫合する際に，顔面脂肪が再配置される(video 8-1〜3)．
- 広頚筋開窓法において，広頚筋の外側部を SCM への付着部から剥離する際には，広頚筋外側に近接している大耳介神経の損傷を避けるために広頚筋の下面に沿って剥離する．広頚筋を SCM から切り離した後は，疎性結合組織面に達する．それ以上前方への剥離は，頚枝の損傷を避けるため鈍的に進めるべきである．

video 8-1

video 8-2

video 8-3

8 手技上の配慮：拡大SMAS剥離と外側SMAS切除/広頚筋開窓

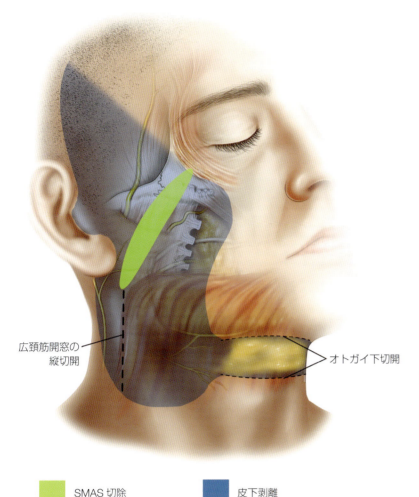

広頚筋開窓の縦切開　　オトガイ下切開

■ SMAS切除　　■ 皮下剥離

図 8-4
外側SMAS切除法の切開線は，耳下腺前縁に平行であり，頭側は頬骨隆起まで延長する．この切開デザインは，SMASの固定領域と可動領域の接合部に相当し，拡大SMAS剥離で示した剥離の限界ラインと似ている．外側SMAS切除法と合わせて広頚筋開窓法を行う場合は，広頚筋の外側縁を切開し，広頚筋をSCM前縁のリテイニングリガメントから切離する．

8.6　外側SMAS切除法における剥離：手技上の配慮

- 外側SMAS切除法では，SMASの可動領域と固定領域の接合部で楕円形のSMAS切除を行う．
- SMAS切除後，顔面前方の脂肪が縫合線に向かって再配置され，これによって頬下部は引き締められ頬骨脂肪体が隆起する．
- 手術を奏効させるためには，SMASの固定領域と可動領域の接合部を見極めなければならない．外側SMAS切除法の切開デザインは，拡大SMAS法における前方の剥離限界ライン（耳下腺前縁，咬筋靱帯上部，頬骨外側）に似ている．
- このため，耳垂基部から頬骨隆起の頭側にかけて楕円形の切開をデザインする．
- 楕円形の切開デザインをした後，SMASに局所麻酔薬を注入する．その後，術者は，鈍的剥離によってSMASと深筋膜の間の平面を同定し，楕円形内のSMASを切除する．
- 注意深く深筋膜上にSMAS下脂肪を温存することで，深部の顔面神経を守るための保護層を残すことができる．また，外側SMAS切除法を行う際には，不注意による耳下腺瘻孔を避けるために，特に耳下腺尾部において耳下腺実質へ切り込まないことが重要である．同様に，頬骨の外側では頬骨枝が浅在しているため，この領域では特に浅くSMAS

I　顔面神経

を切除することが重要である．

- 切除ライン間の余剰なSMASは，患者ごとのボリューム付加の必要性に応じて，切除することも温存することもある．通常，太った患者ではSMASを切除し，やせた患者では頬部外側のボリュームを増やすためにSMASを温存する(video 8-4)．
- 広頚筋開窓法は，オトガイと頚部の輪郭を整えるために外側SMAS切除法としばしば併用される．広頚筋開窓法における切開と剥離は，拡大SMAS剥離における広頚筋の外側/下方の剥離と似ている．SCM前縁に沿ったリテイニングリガメントから広頚筋を切り離した後は，広頚筋を上方/側方に回転させ，大耳介神経の走行に注意しながらSCMの筋膜に縫合する(video 8-5)．

video 8-4

video 8-5

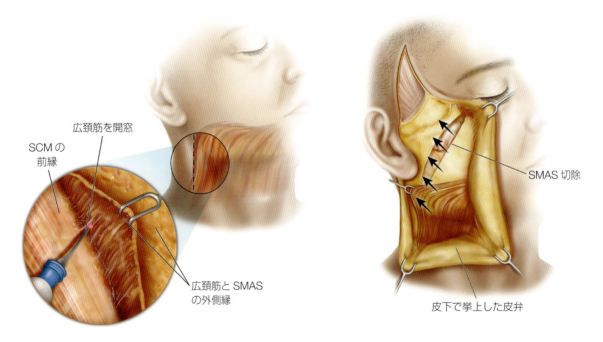

図 8-5
SMAS切除を行っている間は，深筋膜と耳下腺被膜の平面を見極め，これらの構造よりも確実に浅層で切除しなければならない．SMAS切除後はSMASを慎重に修復する．この際，頬部外側へ顔面脂肪の再配置を行うことが太った患者には適している．一方，やせた患者では余分なSMASも切除せずに温存し，頬部外側のボリュームを補充するのに役立てる．外側SMAS切除法と合わせて広頚筋開窓法を行った場合には，広頚筋を上側方へ引き上げてSCMの筋膜に固定する．

推奨文献

Aston SJ, Walden JL. Facelift with SMAS technique and FAEM. In: Aston SJ, Steinbrech DS, Walden JL, eds. Aesthetic Plastic Surgery. London: Saunders Elsevier; 2009

Baker DC. Lateral SMASectomy. Plast Reconstr Surg. 1997; 100 (2): 509-513

Baker DC. Minimal incision rhtyidectomy with lateral SMASectomy. Aesthet Surg J. 2001; 21: 68-79

Baker TJ, Gordon HL, Stuzin JM. Surgical Rejuvenation of the Face. 2nd ed. St Louis: Mosby Year-Book; 1996

Barton FE, Jr. The SMAS and the nasolabial fold. Plast Reconstr Surg. 1992; 89 (6): 1054-1057, discussion 1058-1059

Connell BF, Marten TJ. The trifurcated SMAS flap: three-part segmentation of the conventional flap for improved results in the midface, cheek, and neck. Aesthetic Plast Surg. 1995; 19: 415-420

Hamra ST. The deep-plane rhytidectomy. Plast Reconstr Surg. 1990; 86 (1): 53-61, discussion 62-63

Lemmon ML. Superficial fascia rhytidectomy. A restoration of the SMAS with control of the cervicomental angle. Clin Plast Surg. 1983; 10 (3): 449-478

Marten TJ. High SMAS facelift: combined single flap lifting of the jawline, cheek, and midface. Clin Plast Surg. 2008; 35 (4): 569-603, vi-vii

Mendelson BC. Surgery of the superficial musculoaponeurotic system: principles of relcase, vectors, and fixation. Plast Reconstr Surg. 2001; 107 (6): 1545-1552, discussion 1553-1555, 1556-1557, 1558-1561

Owsley JQ, Jr. Platysma-fascial rhytidectomy: a preliminary report. Plast Reconstr Surg. 1977; 60 (6): 843-850

Owsley JQ. Lifting the malar fat pad for correction of prominent nasolabial folds. Plast Reconstr Surg. 1993; 91 (3): 463-474, discussion 475-476

Rohrich RJ, Narasimhan K. Long-Term Results in Face Lifting: Observational Results and Evolution of Technique. Plast Reconstr Surg. 2016; 138 (1): 97-108

Stuzin JM, Baker TJ, Gordon HL, Baker TM. Extended SMAS dissection as an approach to midface rejuvenation. Clin Plast Surg. 1995; 22 (2): 295-311

Stuzin JM. Restoring facial shape in face lifting: the role of skeletal support in facial analysis and midface soft-tissue repositioning. Plast Reconstr Surg. 2007; 119 (1): 362-376, discussion 377-378

Stuzin JM. MOC-PSSM CME article: Face lifting. Plast Reconstr Surg. 2008; 121 (1, Suppl): 1-19

Tonnard P, Verpaele A, Monstrey S, Van Landuyt K, Blondeel P, Hamdi M, Matton G. Minimal access cranial suspension lift: a modified S-lift. Plast Reconstr Surg. 2002; 109 (6): 2074-2086

推奨文献

II フィラーと神経調節因子

9	はじめに	73
10	デンジャーゾーン 1 — 眉間領域	75
11	デンジャーゾーン 2 — 側頭部領域	82
12	デンジャーゾーン 3 — 口唇領域	87
13	デンジャーゾーン 4 — 鼻唇溝領域	93
14	デンジャーゾーン 5 — 外鼻領域	99
15	デンジャーゾーン 6 — 眼窩下部領域	107

9 はじめに

Rod J. Rohrich and Dinah Wan

要旨

顔面にフィラーや神経調節因子を注入する際，不用意に血管を損傷することによって，望まざる結果を引き起こすかもしれない．望ましい結果を得るためには，顔面の豊富な血管ネットワークに関する適切な解剖学的知識と，安全な注入手技の遂行が不可欠である．

Keywords：フェイシャルデンジャーゾーン，注入手技，血管内注射

フェイスリフト手術時のデンジャーゾーンについて述べる際には，神経の解剖，とりわけ顔面神経の枝に注意しなければならない[1,2]．一方，非手術的な注入手技について述べる際には，血管の解剖が最も重要になる．注入手技における最大の懸念は，顔面の非常に豊富な血管ネットワーク内に誤って注入してしまうことである．血管内へ異物を注入することによって，軽いあざから，組織壊死，失明，脳卒中，さらには死亡といった恐ろしい合併症まで，さまざまな結果が引き起こされる[3]．

第Ⅱ部では，顔面でフィラーや神経調節因子を注入する際のデンジャーゾーンについて，誤って注入しやすい血管とその血管の目印となる解剖学的ランドマークに注目しながら解説する．また，以下の6つの血管デンジャーゾーンにおける安全な注入手技についても説明する（図9-1）．

1. 眉間領域
2. 側頭領域
3. 口唇領域
4. 鼻唇溝領域
5. 鼻領域
6. 眼窩下領域

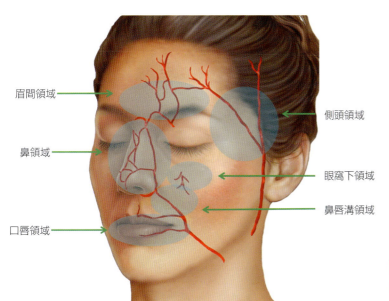

図 9-1
顔面における6つの血管デンジャーゾーンと，それらに関連する血管．

Ⅱ　フィラーと神経調節因子

9.1　一般的な安全の原則

　解剖学的な領域にかかわらず，すべての顔面における注入手技では，以下の一般的な安全の原則を基本とする[4-6].

- 可逆性フィラー（ヒアルロン酸など）を使用する.
- 血管収縮させるためにエピネフリンや氷を使用する.
- 小さなシリンジ（0.5～1 mL）を使用し，少量ずつ注入する.
- 細い針（27 G 以下）を使用する.
- 必要に応じてカニューレを使用する.
- 針の前進-後退を繰り返しながら注入する.
- 一定で，安定して，ゆるやかな動きで行う.
- 低い圧で注入すること. 高い圧が必要だとすれば，そこは危険，かつ/あるいは不適切な部位である.
- 外傷歴のある部位に注入する際には注意する. 注入すべき平面が瘢痕によって不明瞭なことがある.
- 血管デンジャーゾーンを認識しておく.
- フィラー用のレスキューキットを常備する（ヒアルロニダーゼ，アスピリン，ニトログリセリン軟膏）.

参考文献

1) Seckel BR. Facial Danger Zones: Avoiding nerve injury in facial plastic surgery. 2nd ed. New York: Thieme Medical Publishers; 2010
2) Roostaeian J, Rohrich RJ, Stuzin JM. Anatomical considerations to prevent facial nerve injury. Plast Reconstr Surg. 2015; 135 (5): 1318-1327
3) Scheuer JF, III, Sieber DA, Pezeshk RA, Gassman AA, Campbell CF, Rohrich RJ. Facial Danger Zones: Techniques to Maximize Safety during Soft-Tissue Filler Injections. Plast Reconstr Surg. 2017; 139 (5): 1103-1108
4) Scheuer JF, III, Sieber DA, Pezeshk RA, Campbell CF, Gassman AA, Rohrich RJ. Anatomy of the Facial Danger Zones: Maximizing Safety during Soft-Tissue Filler Injections. Plast Reconstr Surg. 2017; 139 (1): 50e-58e
5) Kurkjian TJ, Ahmad J, Rohrich RJ. Soft-tissue fillers in rhinoplasty. Plast Reconstr Surg. 2014; 133 (2): 121e-126e
6) Rohrich RJ. Personal Communication. Nov 2017

10　デンジャーゾーン1―眉間領域

Rod J. Rohrich and Dinah Wan

要旨

　眉間領域は，フィラー注入により失明が最も起こりやすい場所である．ここには，滑車上動脈，眼窩上動脈，および鼻背動脈の間に多くの吻合があり，この血管ネットワークのため失明のリスクがある．これらの動脈のいずれかに誤って注入してしまうと，逆行性に眼動脈塞栓が生じうる．滑車上動脈は非常に浅層を走行しており，眉間のシワの中を通ることが多い．

　眉間のシワに対しては，非常に浅く，真皮内に，連続穿刺法を用いて，低い圧でフィラーの注入を行うべきである．眉間に注入する際は，眼窩上縁の内側を指で圧迫することで滑車上動脈と眼窩上動脈を閉塞させる．

Keywords：フィラー注入，眉間のシワ，眼窩上動脈，滑車上動脈，失明

Key Points

眉間領域におけるフィラーの安全性を最大化するために

- 眉間領域では，主に**浅いシワを埋める目的**でフィラーを使用する．
- **連続穿刺法**を用いて，皮内に少量ずつ，シワに沿って注入する．
- 眼窩上縁の内側を指で圧迫して，**眼窩上動脈と滑車上動脈を閉塞させる**．
- 眉間領域では，深いシワを過剰に修正しようとしない．

10.1　眉間領域における安全への配慮

- 眉間は，フィラー注入による失明が最も多い場所であり，皮膚壊死が2番目に多い場所であると報告されている[1-5]．
- 滑車上動脈，眼窩上動脈，および鼻背動脈の間には豊富な血管吻合が存在しており，これらはすべて眼動脈の枝である（図10-1a）．
- 鼻根から眉間部にかけての血管ネットワーク内に誤って注入してしまうと，フィラーが眼動脈まで逆行することがある（図10-1b）．
- それに続いて眼動脈から末梢に塞栓が飛ぶことで，失明および/あるいは組織壊死が生じうる[6,7]．

10.2　眉毛と眉間領域の解剖

　眉毛と眉間領域における，関連する動脈と筋肉をカダバー解剖で示している（図10-2）．

Ⅱ　フィラーと神経調節因子

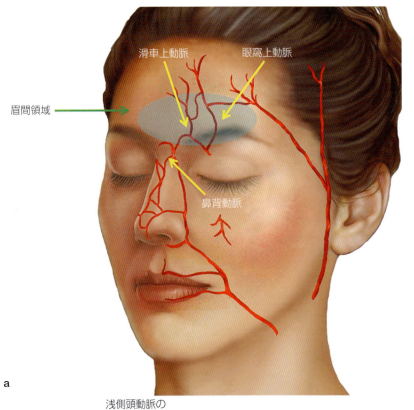

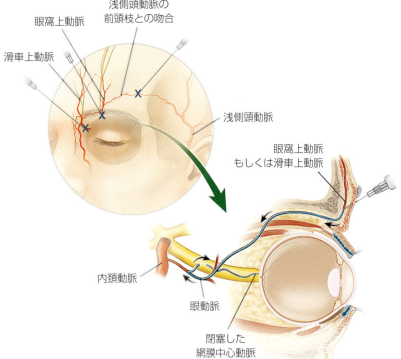

図 10-1

a 眉間領域における滑車上動脈，眼窩上動脈，鼻背動脈の間の豊富な吻合が，眼動脈の逆行性塞栓を引き起こす経路となりうる．

b 誤って滑車上動脈や眼窩上動脈の血管内に注入すると，異物が逆行性に眼動脈まで入ってしまうことがある．その後，眼動脈から網膜中心動脈へ順行性に入れば，末梢塞栓となり失明に至ることがある．

10.2.1 動脈(図10-3)

滑車上動脈

- 眼動脈の枝である.
- 内眼角を通る垂線より±3 mmの位置，あるいは正中線から17〜22 mm外側で，眼窩上縁の内側から出てくる[8-11].
- 皺眉筋を垂直に貫通し，前頭筋および眼輪筋を抜けて，眼窩縁より15〜25 mm上方で，皮下の平面へ出てくる[9].
- 前頭部では，正中線から15〜20 mm離れて，皮下の平面を上方に走行している[10].

眼窩上動脈

- 眼動脈の枝である.
- 内側角膜縁を通る垂線上，あるいは正中線から32 mm外側で，眼窩上縁から出てくる[9,11].

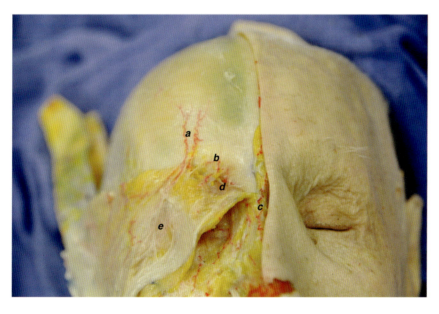

図10-2
眼窩上動脈(a)は眉毛上で出てくる．そして，帽状腱膜下の平面を通過する前に骨膜枝を分岐する．滑車上動脈(b)は内側に位置し，皺眉筋(d)を貫通し，鼻背動脈(c)や眼窩上動脈(a)と吻合している．前頭筋(e)は帽状腱膜と一緒に翻転されており，底面が見えている．

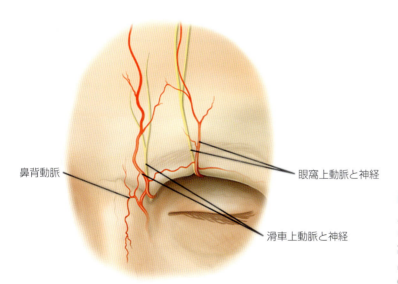

図10-3
眉間領域の主要な神経血管構造．滑車上動脈と神経は，内眼角レベルで眼窩上縁の内側から出てくる．眼窩上動脈と神経は，角膜内側縁レベルで眼窩上縁から出てくる．鼻背動脈は，眼窩内側縁から出てくる．その後，鼻根部を経て鼻尖へ向かう．

II フィラーと神経調節因子

- 眼窩上縁から 20〜40 mm 上方で前頭筋を貫通し，眼窩上縁から 40〜60 mm 上方で皮下の平面へ出る[12].

鼻背動脈
- 眼動脈の末梢の終枝である.
- 眼窩内側縁から出てくる.
- 鼻根部の筋層上を内側へ走行し，その後，鼻尖へ向かって尾側へ走行している[13].

10.2.2 筋肉(図 10-4a)

皺眉筋
- 前頭骨の鼻突起に起始する.
- 眉毛部真皮の上外側に停止する.
- 眉間の縦ジワと斜めジワをつくる.

鼻根筋
- 鼻骨の下部に起始する.
- 眉間で前頭部真皮に停止する.
- 鼻背の横ジワあるいは「バニーライン」をつくる.

前頭筋
- 前頭部の帽状腱膜に起始する.
- 眉毛部で，眼輪筋，鼻根筋，皺眉筋と筋線維が交叉している.
- 前頭部の横ジワをつくる.

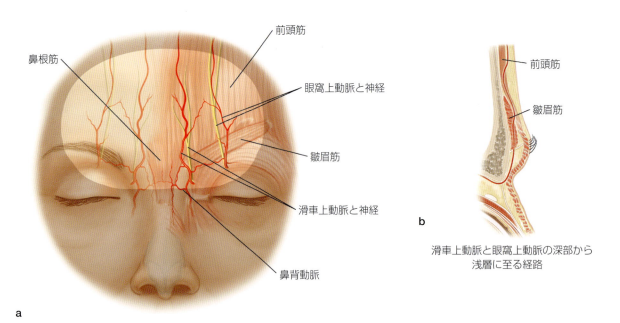

図 10-4
a 眉間および前頭領域の表情筋．皺眉筋は，眉間に縦ジワと斜めジワをつくる．鼻根筋は，鼻背に横ジワを作る．前頭筋は，前頭部に横ジワをつくる．
b 滑車上動脈と眼窩上動脈が眼窩上縁から出た後，深層から浅層に至る経路を断面図で示している．

10.3　血管デンジャーゾーンと臨床的関連

- 眉間領域の動脈は，眼窩を出るとすぐに浅層まで上がり，眉間のシワ近くを走行していることが多い．このため，比較的浅い注射によっても損傷しやすい（図 10-4b）．
- これは特に滑車上動脈で当てはまり，50％で眉間のシワに沿って滑車上動脈が走行している[14]（図 10-5）．
- 解剖学的変異の頻度が高いことも，眼窩上動脈が損傷しやすい理由である．眼窩上動脈が筋層下から皮下の平面へ移行する位置は多様であり，眼窩縁から 15 mm の低い位置から浅層枝を出すこともある[9,12]．
- 鼻背動脈は，鼻根部横ジワの直下で皮下を走行している．このため，バニーラインにフィラーを注入する際にも血管を損傷しやすい．この領域では，正中線寄りで，損傷しやすい血管よりも深い軟骨膜上または骨膜上の平面に注入するべきである[1,7,13]．
- 眼窩上縁の内側を指で圧迫して眼窩上動脈と滑車上動脈を閉塞させることにより，誤って血管内に注入してしまった際に眼動脈へ異物が逆流することを防げる（図 10-6）（video 10-1）．

video 10-1

10.4　眉間領域のフィラー注入における手技上のポイント

- 眉間のシワを治療する際には，豊富な皮下の血管ネットワークを破壊しないよう，非常に浅くフィラーを注入する．
- チンダル現象を防ぐために，粘性の低いフィラーを使用する．
- 眉間のシワに対して垂直に，シワに沿って皮内に少量ずつ，連続穿刺法を用いてフィラーを注入する（図 10-7）（video 10-2）．
- 低い圧で注入する．
- 眉間に注入している間は，眼窩上縁の内側を指で圧迫して眼窩上動脈と滑車上動脈を閉塞させる．

video 10-2

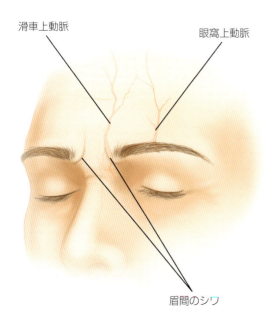

図 10-5
滑車上動脈は，眼窩を出るとすぐに浅層まで上がってくる．そして眉間のシワ近くでは，皮膚直下を走行していることが多い．

Ⅱ　フィラーと神経調節因子

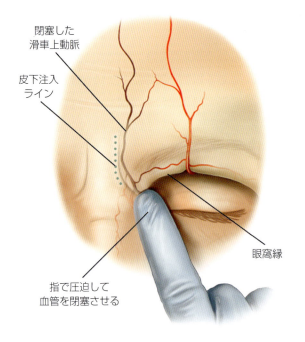

図 10-6
誤って血管内注入してしまった際には，眼窩上縁の内側を指で圧迫することで滑車上動脈を閉塞させ，異物が眼動脈へ逆流することを防ぐ．

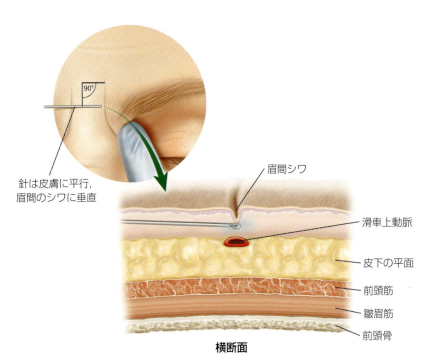

図 10-7
眉間ではシワに直交する方向に刺入し，皮内に少量ずつ連続穿刺法で注入する．

参考文献

1) Scheuer JF, III, Sieber DA, Pezeshk RA, Campbell CF, Gassman AA, Rohrich RJ. Anatomy of the Facial Danger Zones: Maximizing Safety during Soft-Tissue Filler Injections. Plast Reconstr Surg. 2017; 139 (1): 50e-58e

2) Li X, Du L, Lu JJ. A Novel Hypothesis of Visual Loss Secondary to Cosmetic Facial Filler Injection. Ann Plast Surg. 2015; 75 (3): 258-260

3) Ozturk CN, Li Y, Tung R, Parker L, Piliang MP, Zins JE. Complications following injection of soft-tissue fillers. Aesthet Surg J. 2013; 33 (6): 862-877

4) Park KH, Kim YK, Woo SJ, Kang SW, Lee WK, Choi KS, Kwak HW, Yoon IH, Huh K, Kim JW; Korean Retina Society. Iatrogenic occlusion of the ophthalmic artery after cosmetic facial filler injections: a national survey by the Korean Retina Society. JAMA Ophthalmol. 2014; 132 (6): 714-723

5) Park SW, Woo SJ, Park KH, Huh JW, Jung C, Kwon OK. Iatrogenic retinal artery occlusion caused by cosmetic facial filler injections. Am J Ophthalmol. 2012; 154 (4): 653-662. e1

6) Carruthers JD, Fagien S, Rohrich RJ, Weinkle S, Carruthers A. Blindness caused by cosmetic filler injection: a review of cause and therapy. Plast Reconstr Surg. 2014; 134 (6): 1197-1201

7) Scheuer JF, III, Sieber DA, Pezeshk RA, Gassman AA, Campbell CF, Rohrich RJ. Facial Danger Zones: Techniques to Maximize Safety during Soft-Tissue Filler Injections. Plast Reconstr Surg. 2017; 139 (5): 1103-1108

8) Ugur MB, Savranlar A, Uzun L, Küçüker H, Cinar F. A reliable surface landmark for localizing supratrochlear artery: medial canthus. Otolaryngol Head Neck Surg. 2008; 138 (2): 162-165

9) Kleintjes WG. Forehead anatomy: arterial variations and venous link of the midline forehead flap. J Plast Reconstr Aesthet Surg. 2007; 60 (6): 593-606

10) Shumrick KA, Smith TL. The anatomic basis for the design of forehead flaps in nasal reconstruction. Arch Otolaryngol Head Neck Surg. 1992; 118 (4): 373-379

11) Webster RC, Gaunt JM, Hamdan US, Fuleihan NS, Giandello PR, Smith RC. Supraorbital and supratrochlear notches and foramina: anatomical variations and surgical relevance. Laryngoscope. 1986; 96 (3): 311-315

12) Erdogmus S, Govsa F. Anatomy of the supraorbital region and the evaluation of it for the reconstruction of facial defects. J Craniofac Surg. 2007; 18 (1): 104-112

13) Toriumi DM, Mueller RA, Grosch T, Bhattacharyya TK, Larrabee WF, Jr. Vascular anatomy of the nose and the external rhinoplasty approach. Arch Otolaryngol Head Neck Surg. 1996; 122 (1): 24-34

14) Vural E, Batay F, Key JM. Glabellar frown lines as a reliable landmark for the supratrochlear artery. Otolaryngol Head Neck Surg. 2000; 123 (5): 543-546

参考文献

Ⅱ　フィラーと神経調節因子

11　デンジャーゾーン 2 ── 側頭部領域

Rod J. Rohrich and Dinah Wan

要旨

　浅側頭動脈と中側頭静脈は，側頭窩の中間平面に存在する．不用意に浅側頭動脈前頭枝の血管内にフィラーを注入してしまうと，眼窩上の血管系を介して逆行した塞栓によって眼障害を引き起こすリスクがある．中側頭静脈の血管内への注入は，内頸静脈を介して非血栓性の肺塞栓症を引き起こすおそれがある．側頭部では，中間平面に存在する危険な血管に誤って穿刺しないように，浅層の皮下組織か深層の骨膜上平面にフィラーを注入する．

Keywords：フィラー注入，側頭窩，浅側頭動脈前頭枝，中側頭静脈，失明，肺塞栓症

Key Points

側頭部におけるフィラー注入の安全性を最大限に高めるために

- 側頭部では，脆弱な血管が存在する中間平面への注入は避ける．
- 皮下組織の浅層に浅く注入，あるいは，骨膜上の平面に深く注入する．
- 低い圧で，針を前進/後退させながら注入する．

11.1　側頭部における安全への配慮

- 浅側頭動脈と中側頭静脈は，側頭窩の中間平面に位置している（図 11-1）．
- 浅側頭動脈前頭枝の血管内に異物を注入すると，眼窩上の血管系を介した逆行性塞栓によって，眼障害を引き起こすリスクがある（図 11-2）[1]．
- カダバーによる研究では，浅側頭動脈に注入した染料は同側の眼内に流入しており，両側の眼内に流入したものもあった[2]．
- きわめてまれながら，中側頭静脈内への注入は順行性に内頸静脈へ流入し，非血栓性の肺塞栓症を引き起こすことがある[3,4]．

11.2　側頭部の解剖

video 11-1

11.2.1　浅側頭動脈-前頭枝（図 11-3）（video 11-1）

- 走行は，顔面神経の側頭枝と似ている．
- 耳珠の先端から 1 横指前方，2 横指頭側に起始している[5]．
- 頬骨弓から 2 cm 頭側で，側頭-頭頂筋膜内の中間平面を走行する[1,6]．
- 前頭筋の外側境界付近，眉毛の頂点から 1 横指上方で，皮下の平面に出てくる[1]．
- 眉毛外側部の上で，眼窩上動脈と吻合している．

11 デンジャーゾーン2 ― 側頭部領域

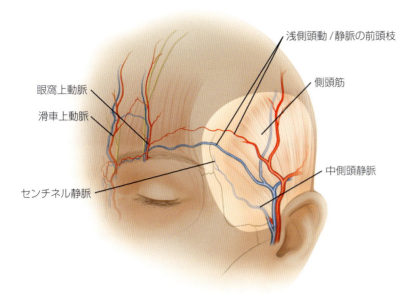

図 11-1
浅側頭動脈前頭枝と中側頭静脈が，側頭部に注入する際に血管損傷を起こしやすい部位である．

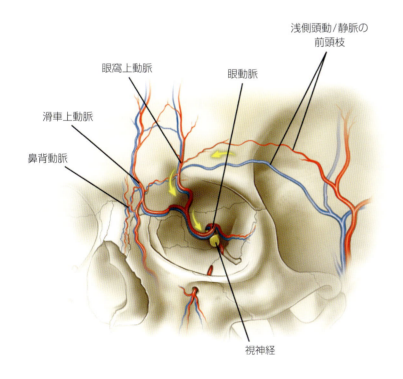

図 11-2
浅側頭動脈前頭枝は側頭窩に位置しており，側頭部への注入時に誤って穿刺してしまうリスクがある．この血管枝は眉毛の外頭側で眼窩上の血管ネットワークと交わるため，フィラーが逆行性に眼窩内の血管系に流入して塞栓を生じることがある．

11.2.2 中側頭静脈（図 11-3）

- 頬骨弓の 20 mm 頭側を頬骨弓と平行に走行している（図 11-4a）[7]．
- 浅側頭脂肪体の中を走行している（図 11-4b）．
- 平均的な径は 5 mm であるが，9 mm に及ぶこともある．
- センチネル静脈および海綿静脈洞と交通している．
- 順行性の血流は内頚静脈に流入する[8]．

II　フィラーと神経調節因子

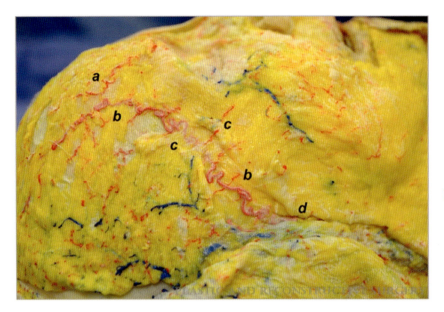

図 11-3
浅側頭動脈（d）から枝分かれする前頭枝（b）が確認できる．浅頭筋膜内の前頭枝の走行を明らかにするために，皮下組織（c）を前方および後方に翻転している．前頭枝（b）が皮下の平面に出た後，前頭筋上で眼窩上動脈（a）と吻合しているところがよく見えている．

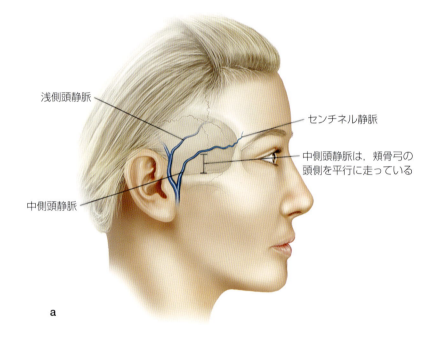

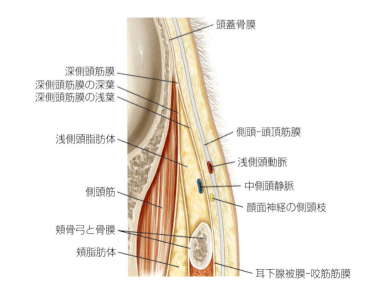

図 11-4
中側頭静脈は，頬骨弓（a）の頭側 20 mm を頬骨弓と平行に走り，このレベルでは浅側頭脂肪体（b）の中を走っている．この静脈は眉毛外側に向かうにつれてより浅在化し，センチネル静脈と吻合している．

11.3　血管デンジャーゾーンと臨床的関連

- 側頭部の危険な血管は，中間平面に存在する．
- 真皮直下に浅く，または骨膜上平面に深くフィラーを注入することで，この中間平面を回避する．
- 浅く注入する場合には，真皮直下の非常に浅いところにとどめる．こうすることで，中間平面を走行する浅側頭動脈前頭枝を回避できる[1,5,8]．針を皮膚に対してほぼ平行に保ちながら，前進-後退を繰り返して注入していく（図11-5）（video 11-2）．
- 骨膜上の平面に深く注入する場合には，誤って中側頭静脈内に刺入しないよう，頬骨弓の頭側1横指以内に，あるいは，頬骨弓から頭側に25 mm以上離して注入する（図11-6）[1,7]．

video 11-2

11.4　側頭部フィラー注入における手技上のポイント

- 側頭部においては，深く注入するか浅く注入するかのいずれかとする．中間の深さへの注入は避ける[1]．
- 浅く注入する場合には，真皮直下の浅い皮下脂肪層に注入する（video 11-2）．
- 髪の生え際から始めて，内側に進めていく．
- ゆっくりと，一定の速さで前進-後退を繰り返して注入する．
- 血管を穿刺するリスクを減らすために，カニューレの使用も検討する．

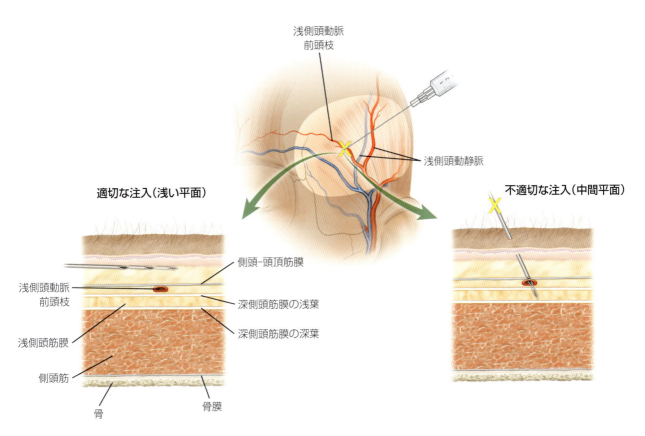

図11-5
側頭部に浅く注入する場合には，真皮直下の非常に浅いところにとどめる．針を皮膚に対してほぼ平行に保ちながら，前進-後退を繰り返して注入していく．

II　フィラーと神経調節因子

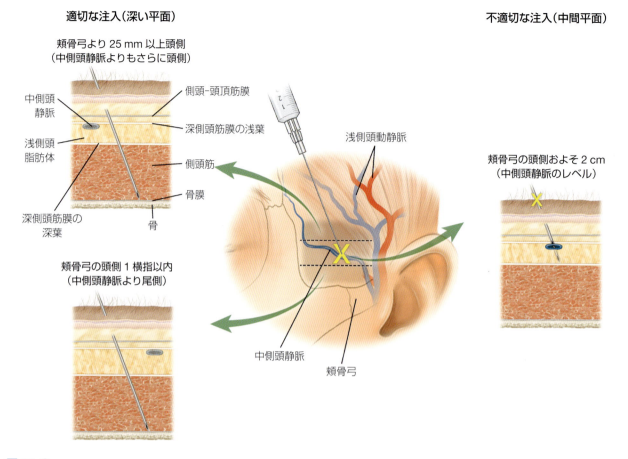

図 11-6
骨膜上の平面に深く注入する場合には，頬骨弓から約 20 mm 頭側の中間平面を走行している中側頭静脈内に誤って刺入しないように，頬骨弓の頭側 1 横指以内に，あるいは，頬骨弓から頭側に 25 mm 以上離して注入する．

■深く注入する場合には，粘性の高いフィラーを骨膜上の平面に注入する．その際，頬骨弓から 1 横指以内に，あるいは，頬骨弓から頭側に少なくとも 25 mm 離して注入する．

参考文献

1) Scheuer JF, III, Sieber DA, Pezeshk RA, Gassman AA, Campbell CF, Rohrich RJ. Facial Danger Zones: Techniques to Maximize Safety during Soft-Tissue Filler Injections. Plast Reconstr Surg. 2017; 139 (5): 1103-1108
2) Tansatit T, Moon HJ, Apinuntrum P, Phetudom T. Verification of Embolic Channel Causing Blindness Following Filler Injection. Aesthetic Plast Surg. 2015; 39 (1): 154-161
3) Jiang X, Liu DL, Chen B. Middle temporal vein: a fatal hazard in injection cosmetic surgery for temple augmentation. JAMA Facial Plast Surg. 2014; 16 (3): 227-229
4) Jang JG, Hong KS, Choi EY. A case of nonthrombotic pulmonary embolism after facial injection of hyaluronic Acid in an illegal cosmetic procedure. Tuberc Respir Dis (Seoul). 2014; 77 (2): 90-93
5) Lee JG, Yang HM, Hu KS, Lee YI, Lee HJ, Choi YJ, Kim HJ. Frontal branch of the superficial temporal artery: anatomical study and clinical implications regarding injectable treatments. Surg Radiol Anat. 2015; 37 (1): 61-68
6) Trussler AP, Stephan P, Hatef D, Schaverien M, Meade R, Barton FE. The frontal branch of the facial nerve across the zygomatic arch: anatomical relevance of the high-SMAS technique. Plast Reconstr Surg. 2010; 125 (4): 1221-1229
7) Jung W, Youn KH, Won SY, Park JT, Hu KS, Kim HJ. Clinical implications of the middle temporal vein with regard to temporal fossa augmentation. Dermatol Surg. 2014; 40 (6): 618-623
8) Tansatit T, Apinuntrum P, Phetudom T. An Anatomical Study of the Middle Temporal Vein and the Drainage Vascular Networks to Assess the Potential Complications and the Preventive Maneuver During Temporal Augmentation Using Both Anterograde and Retrograde Injections. Aesthetic Plast Surg. 2015; 39 (5): 791-799

12 デンジャーゾーン3 ─ 口唇領域

Rod J. Rohrich and Dinah Wan

要旨

　上唇動脈と下唇動脈はそれぞれ，上下口唇において口輪筋と口腔粘膜の間の深い平面を走っている．口唇のフィラーは，大きなあざを作らないために，口唇動脈よりも浅層に注入する．赤唇または皮膚から3mm以内の深さで，皮下または浅い筋層内に注入する．

　顔面動脈は口角から約15mm外側を走行している．このため，口角付近に注射する際には血管損傷とそれに続く遠位塞栓のリスクがある．この部位への注射は，皮下組織の浅層かつ口角から母指1横指以内で行うべきである．

Keywords：フィラー注入，口唇，唇交連，口角，上/下口唇動脈，顔面動脈，組織壊死，あざ

Key Points

口唇領域におけるフィラー注入の安全性を最大限に高めるために

- 上口唇あるいは下口唇のフィラーは，皮膚または赤唇から3mm以内の深さで，皮下もしくは浅い筋層内に注入する．
- 口角への注入は，皮下組織の浅層かつ口角から母指1横指以内で行う[1,2]．
- 低い圧で，針を前進/後退させながら注射する．

12.1　口唇領域における安全への配慮

- 上唇動脈と下唇動脈はそれぞれ上下口唇を走行している．口唇にフィラーを注入する際に組織の虚血と大きなあざを防ぐには，これらの血管を避けることが不可欠である（図12-1）．
- 顔面動脈は口角のすぐ外側を通っているため，口角付近へ注入する際に損傷するリスクがある．

12.2　口唇領域の解剖

12.2.1　上口唇

上唇動脈

- 口角より10〜12mm外側，5〜9mm上方で，顔面動脈から分枝している（図12-2）[3-6]．
- 下口唇の下唇動脈に比べて，上口唇の上唇動脈の走行にはばらつきが多い．
- はじめ，上口唇の外側1/3では赤唇縁より上方を走行しているが，中央1/3ではキューピッド弓に近づくにつれて赤唇縁より下方を走行するようになる[6]．

II フィラーと神経調節因子

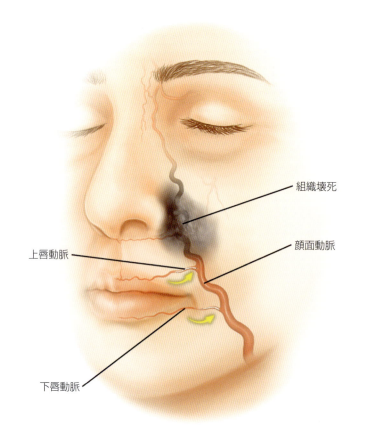

図 12-1
上口唇と下口唇における上唇動脈と下唇動脈の走行．口唇へのフィラー注入によって，これらを損傷するリスクがある．顔面動脈は，口角の近くを走行しながら口唇動脈を分枝している．このため口唇周囲であまり外側に注入すると，顔面動脈を損傷するおそれがある．これらの血管内に誤ってフィラーを注入してしまうと，遠位で塞栓を引き起こし，眼角動脈領域の組織壊死に至ることもある．

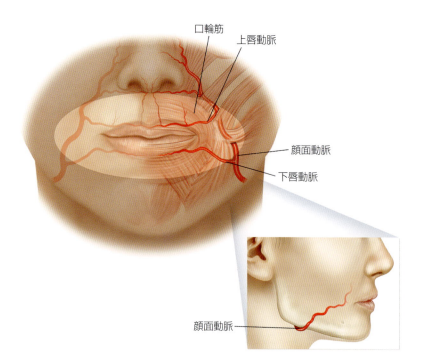

図 12-2
上唇動脈は口角より上外側で顔面動脈から分岐し，下唇動脈は口角より下外側で分岐していることが多い．顔面動脈は，下顎角から表情筋下の深い平面へ出てくる．そして，浅在化しつつ口角に向かって走行する．

- 皮膚から3～7.6 mm深層を走行している[4,6].
- 口輪筋と口腔粘膜の間の平面を走行することが多いが，口輪筋内を走行することもある（図12-3）[4,6,7].

12.2.2　下口唇

下唇動脈

- 命名に一貫性がないため起始はさまざまだが，典型的には，口角の下外側で顔面動脈から分枝している（図12-2）[1,4,5,8-10].
- 赤唇縁のレベルで，下口唇内を水平に走行する[8].
- 口輪筋と口腔粘膜の間の平面を走行することが多く，口輪筋内を走行することは少ない（図12-3）[7,9].

12.2.3　口角

顔面動脈

- 下顎角から表情筋下の深い平面に出てくる（図12-2）（video 12-1）.
- 口角へ近づくにつれてより浅層を走行するようになり，上唇動脈を分枝する.
- 口角から母指1横指，あるいは14～16 mm外側に位置している[6,9].

video 12-1

12.3　血管デンジャーゾーンと臨床的関連

- 下唇動脈と上唇動脈は，78.1％で口輪筋と口腔粘膜の間の層に見られ，17.5％で口輪筋内に見られる[7].
- 口唇動脈の深さは口唇の中央部で最も変動が大きく，傍正中ではより浅いことが多い[7].
- フィラーは，上口唇および下口唇の上・下唇動脈よりも浅層に注入する．一般的には，皮下または浅い筋層内，あるいは皮膚から3 mm以内の深さに注入する（図12-4）[1,2].

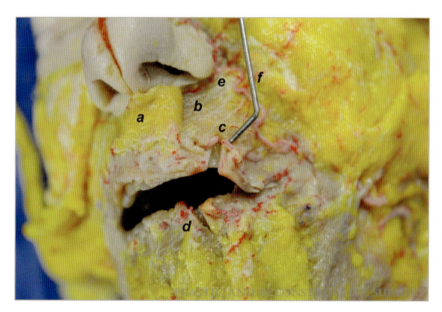

図12-3
口唇領域のカダバー解剖．皮下組織（**a**）は翻転され，口輪筋（**b**）が露出している．上唇動脈（**c**）が，赤唇縁よりも頭側で，口輪筋より深く口腔粘膜上を走行しているところが見える．同様に，下唇動脈（**d**）が下口唇を走行している．顔面動脈（**f**）が鼻唇溝の上3分の1のレベルで，下鼻翼動脈（**e**）を分岐している．

II　フィラーと神経調節因子

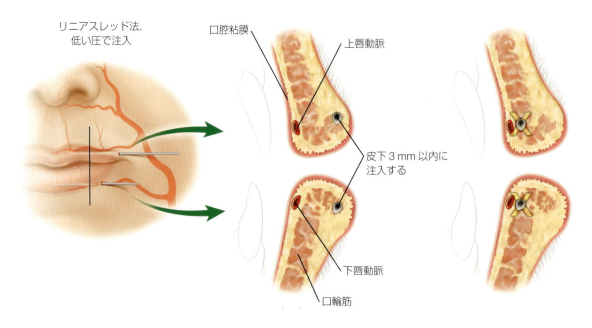

図 12-4
上口唇と下口唇への注入．上・下口唇においては，上・下唇動脈よりも浅層にフィラーを注入する．一般的には，皮下もしくは口輪筋浅層の平面，あるいは，皮下 3 mm 以内に注入する．

- 口唇正中へのフィラー注入はより浅い層に行う．そして，口角とキューピッド弓の中間点への注入は避ける．なぜなら，傍正中では血管がさらに浅く走っている可能性があるためである[7]．
- 口角へのフィラー注入は，口角から母指 1 横指以内の浅層にとどめる．深すぎる，あるいは口角から外側すぎる（母指 1 横指以上）位置にフィラーを注入すると，顔面動脈を損傷するリスクがある（図 12-5）[6,9]．

12.4　口唇領域のフィラー注入における手技上のポイント

12.4.1　上口唇と下口唇

- 粘性が中等度もしくは低いフィラーを使用する[1,2]．
- 赤唇縁に沿って，あるいはドライリップ内に注入するために，リニアスレッド法を用いる[2,5,10]（video 12-2）．
- 優しく，低い圧で，針の前進-後退を繰り返しながら注入する．
- 深さ 3 mm 以内の皮下組織または浅い筋層内に注入する（図 12-4）[1,2,6]．
- 口唇中央部では，より浅層にとどめるよう注意する[7]．

video 12-2

12 デンジャーゾーン 3 ─ 口唇領域

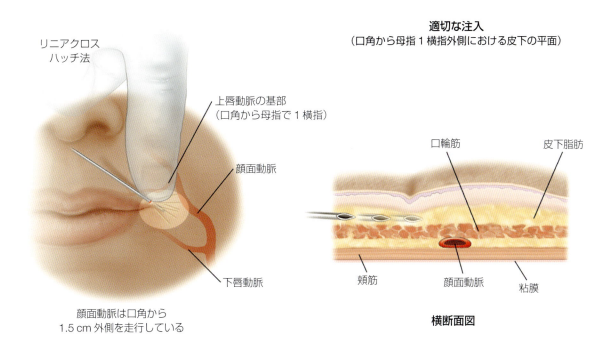

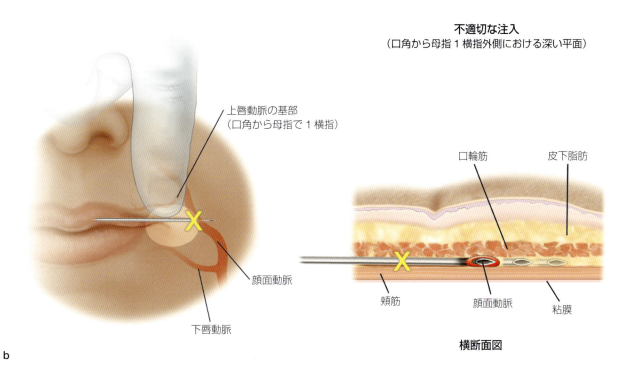

図 12-5
口角への注入.
a 顔面動脈は口角から母指 1 横指または 1.5 cm 外側に位置する．口角へのフィラー注入は，口角から母指 1 横指以内の浅層に行う．
b フィラー注入が深すぎる，あるいは外側すぎる（母指 1 横指以上）と，顔面動脈を損傷するリスクがある．

12.4.2 口角

video 12-3

- 皮下組織の浅層に注入する(図 12-5)(video 12-3)[1,2].
- 口角から母指1横指以内にとどめる[1,2,6].
- リニアクロスハッチ法を使用する.

参考文献

1) Scheuer JF, III, Sieber DA, Pezeshk RA, Campbell CF, Gassman AA, Rohrich RJ. Anatomy of the Facial Danger Zones: Maximizing Safety during Soft-Tissue Filler Injections. Plast Reconstr Surg. 2017; 139 (1): 50e-58e
2) Scheuer JF, III, Sieber DA, Pezeshk RA, Gassman AA, Campbell CF, Rohrich RJ. Facial Danger Zones: Techniques to Maximize Safety during Soft-Tissue Filler Injections. Plast Reconstr Surg. 2017; 139 (5): 1103-1108
3) Mağden O, Edizer M, Atabey A, Tayfur V, Ergür I. Cadaveric study of the arterial anatomy of the upper lip. Plast Reconstr Surg. 2004; 114 (2): 355-359
4) Tansatit T, Apinuntrum P, Phetudom T. A typical pattern of the labial arteries with implication for lip augmentation with injectable fillers. Aesthetic Plast Surg. 2014; 38 (6): 1083-1089
5) Al-Hoqail RA, Meguid EM. Anatomic dissection of the arterial supply of the lips: an anatomical and analytical approach. J Craniofac Surg. 2008; 19 (3): 785-794
6) Lee SH, Gil YC, Choi YJ, Tansatit T, Kim HJ, Hu KS. Topographic anatomy of the superior labial artery for dermal filler injection. Plast Reconstr Surg. 2015; 135 (2): 445-450
7) Cotofana S, Pretterklieber B, Lucius R, Frank K, Haas M, Schenck TL, Gleiser C, Weyers I, Wedel T, Pretterklieber M. Distribution Pattern of the Superior and Inferior Labial Arteries: Impact for Safe Upper and Lower Lip Augmentation Procedures. Plast Reconstr Surg. 2017; 139 (5): 1075-1082
8) Lee SH, Lee HJ, Kim YS, Kim HJ, Hu KS. What is the difference between the inferior labial artery and the horizontal labiomental artery? Surg Radiol Anat. 2015; 37 (8): 947-953
9) Pinar YA, Bilge O, Govsa F. Anatomic study of the blood supply of perioral region. Clin Anat. 2005; 18 (5): 330-339
10) Edizer M, Mağden O, Tayfur V, Kiray A, Ergür I, Atabey A. Arterial anatomy of the lower lip: a cadaveric study. Plast Reconstr Surg. 2003; 111 (7): 2176-2181

13　デンジャーゾーン4 ― 鼻唇溝領域

Rod J. Rohrich and Raja Mohan

要旨

　本項では，フィラーを鼻唇溝領域に注入する方法について概説する．加齢に伴って鼻唇溝が目立つようになったと訴える患者は多い．これに対する選択肢の1つがフィラーの注入である．顔面動脈は，解剖学的に鼻唇溝に近接している．鼻唇溝領域における主要な血管を傷つけない安全なフィラー注入の手技を紹介する．

Keywords：フィラー，注入剤，鼻唇溝，鼻唇溝領域，顔面動脈

Key Points

鼻唇溝領域におけるフィラー注入の安全性を最大限に高めるために

- 米国食品医薬品局(Food and Drug Administration：FDA)認可の溶解可能なヒアルロン酸のみを使用する．
- ヒアルロン酸は，血行などに問題が生じた場合に，ヒアルロニダーゼで溶解することができる．
- 鼻唇溝の下2/3の部分では，すぐ内側の真皮深層または皮下浅層に注入する(図13-1)．
- 鼻翼基部付近では，皮内または骨膜上に注入する．歯根近くの骨膜上に注入する際には，針を動かさずに少しずつ注入する(図13-1)．
- 常にやさしく，低い圧で，1 mLシリンジを用いて針を前後に動かしながら注入する．
- 鼻翼縁，鼻翼溝，外鼻側面は血管が浅いため，フィラーを注入してはならない．

13.1　鼻唇溝領域における安全への配慮

- 血管内への注入に伴う合併症を予防するうえで，顔面動脈の深さや走行の知識が最も重要である(図13-2)．
- 鼻唇溝の下2/3では，顔面動脈は筋層下または筋層上の深い層を走行している(図13-3)．
- 鼻唇溝の上1/3では動脈が浅在化するため，血管内に注入するリスクが最も高くなる(図13-3)(video 13-1)．
- 鼻唇溝の上1/3の皮下に注入すると，血管を穿刺してしまい鼻翼や頬部の壊死を生じるリスクがある(図13-4)．
- 鼻唇溝の上1/3およびその頭側では，眼角動脈を穿刺し，眼動脈塞栓を生じるリスクがある(図13-4)．
- 鼻唇溝部は，組織壊死が2番目に多く，失明が3番目に多い注入部位である[1,2]．

video 13-1

II　フィラーと神経調節因子

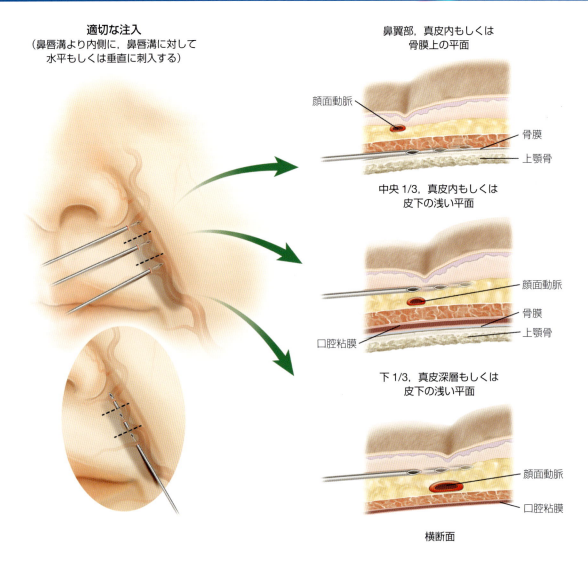

図 13-1
鼻唇溝への適切な注入手技．鼻唇溝に注入する際は，不用意に隣接する血管系を損傷したり血管内注入したりしないように，針先を溝より内側にとどめることが重要である．鼻唇溝の上 1/3 では，動脈は皮下を走行している．ここでは，深い骨膜上に注入するか，皮内でごく浅めに注入する．中央 1/3 では，動脈がより深く走行しているため，皮内または皮下の浅層に注入する．最後に，下 1/3 では動脈が筋層内もしくは筋層と皮下組織の間を走行しているため，これより浅層に注射する．

13.2　鼻唇溝領域の解剖

13.2.1　筋（図 13-2）

口輪筋
- 上顎骨と下顎骨に起始している．
- 口唇周囲の皮膚に停止している．
- 唇をすぼめる．

上唇挙筋
- 上口唇の皮膚および筋に起始している．

13 デンジャーゾーン4 ― 鼻唇溝領域

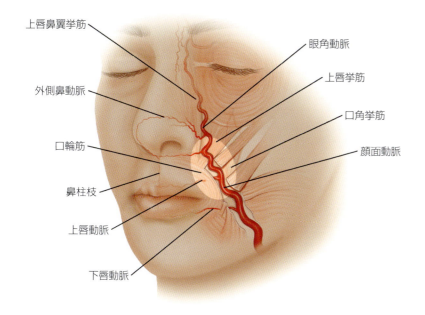

図 13-2
鼻唇溝領域のデンジャーゾーン．蛇行した顔面動脈を示している．顔面動脈は，尾側では深層を走行しており，鼻翼基部付近ではより浅くなる．顔面動脈の走行は鼻唇溝に非常に近いため，鼻唇溝に注入する際には必ず顔面動脈に注意する．顔面動脈には，上唇動脈，下唇動脈，外側鼻動脈など多くの重要な枝がある．

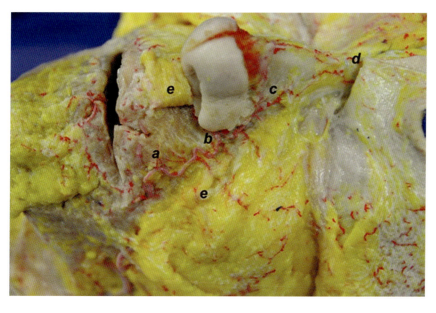

図 13-3
カダバーにおける顔面動脈の解剖．皮下組織（e）は翻転されており，鼻唇溝を走行する顔面動脈（a）が見えている．時に筋層内に入るものの，大部分で筋層と皮下の間を走行している．鼻唇溝の上 1/3 で浅在化する（b）ため，浅層への注入であってもリスクがある．顔面動脈は眼角動脈へと移行し（c），鼻背動脈と吻合（d）している．顔面動脈は，口角から約 1.5 cm 外側を走行していることに注意する．

- 眼窩下縁の内側に停止している．
- 上口唇を引き上げる．

上唇鼻翼挙筋
- 鼻骨に起始している．
- 鼻翼と上唇に停止している．
- 鼻孔を広げ，上口唇を挙上する．

Ⅱ　フィラーと神経調節因子

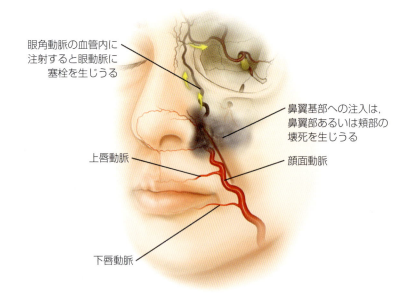

図 13-4
鼻唇溝への注入のリスク．眼血管へ逆行性に塞栓を生じうるルートを示している．鼻翼基部付近で浅層に注入すると，眼角動脈内にフィラーが注入され，それが逆行性に眼動脈へ流入するリスクがある．鼻翼基部付近で浅層に注入することで，鼻翼および頬部の血行障害を引き起こすリスクもある．

口角挙筋

- 上顎骨に起始している．
- 口角結節に停止している．
- 笑うときに口角を上げる

13.2.2　血管（図 13-2，図 13-3）

顔面動脈（video 13-1）

- ケイリオン（口角）から鼻翼基部にかけての部分が顔面動脈と呼ばれている．顔面動脈は鼻唇溝に隣接しており，口角からおよそ 1.5 cm 外側を走行する．
- 顔面動脈の走行には，鼻唇溝の内側（42.9％），鼻唇溝の外側（23.2％），鼻唇溝を横切る（33.9％）パターンがある[3]．
- 平均値では，鼻唇溝の上 1/3 と下 1/3 の高さでそれぞれ，鼻唇溝から 1.7 mm 内側および 0.3 mm 内側を顔面動脈が走行する[3]．
- 顔面動脈は，口角部で上唇動脈を分枝する．
- 顔面動脈は，鼻翼部で浅層に出て下鼻翼動脈と外側鼻動脈を分枝している[4]．鼻翼部を過ぎると，顔面動脈ではなく眼角動脈と呼ばれるようになる．
- 顔面動脈が下方で分岐することで同側に 2 本の顔面動脈が存在し，外側の 1 本が眼窩下領域へ向かった後，内側に戻って眼角動脈になる走行パターンも報告されている[3,5,6]．
- 眼角動脈が存在しない，あるいは眼角動脈が眼動脈から分枝している場合もある[5]．
- 鼻翼基部と口角結節の間では，表情筋の上（85.2％），完全に皮下（16.7％），表情筋下（14.8％）のいずれかを顔面動脈が走行する[7]．

上唇動脈

- 上口唇に沿って走行する顔面動脈の枝である．

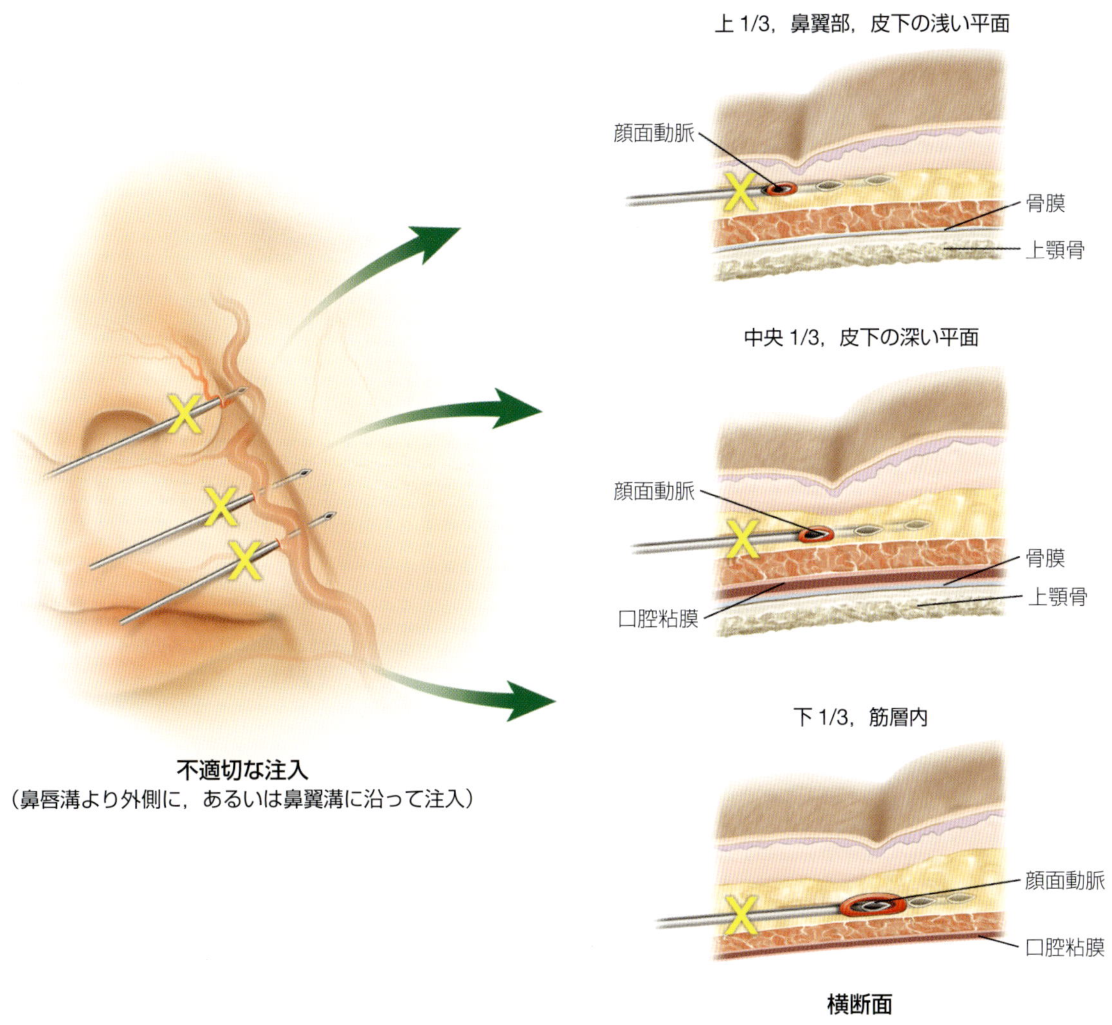

図 13-5
鼻唇溝への不適切な注入手技．鼻唇溝の上 1/3 では，皮下浅層への注入によって顔面動脈を損傷するリスクが高い．中央 1/3 では皮下深層への注入によって動脈を損傷するリスクがあり，下 1/3 では筋層内やより深い層への注入によって動脈を損傷するリスクがある．この断面図で，動脈損傷を避けるうえで必要な顔面動脈の走行を理解されたい．

- 筋と粘膜の間を走行する．

外側鼻動脈
- 鼻翼および鼻背を栄養する顔面動脈の枝である．
- 眼動脈の鼻背枝と吻合する．

13.3　血管デンジャーゾーンと臨床的関連

- 鼻唇溝の上 1/3 では，顔面動脈が浅層を走行しているため比較的浅めに注射しても損傷しやすい（図 13-5）．
- 鼻唇溝の下 2/3 では，鼻唇溝より内側に，口角より外側に注射する．顔面動脈が蛇行している平面よりも浅い平面に注入する．鼻唇溝は過矯正してはならない（video 13-2）．
- 鼻唇溝の上 1/3，あるいは鼻翼から 1 横指下のラインよりも頭側では，顔面動脈がより浅

video 13-2

Ⅱ　フィラーと神経調節因子

層に出てくるため，非常に深い層か浅い層に注入する（video 13-2）.

■鼻唇溝全体を修正する場合にはリニア法を用いる．鼻唇溝の上 1/3 には，より深い平面にクロス-ラディアル法で注入する（video 13-2）.

■脂肪の多い顔では，鼻唇溝の上 1/3 で顔面動脈がより外側を走行しており，歯根周囲が低形成の顔ではより内側を走行している.

参考文献

1）Ozturk CN, Li Y, Tung R, Parker L, Piliang MP, Zins JE. Complications following injection of soft-tissue fillers. Aesthet Surg J. 2013; 33 (6): 862-877

2）Li X, Du L, Lu JJ. A Novel Hypothesis of Visual Loss Secondary to Cosmetic Facial Filler Injection. Ann Plast Surg. 2015; 75 (3): 258-260

3）Yang HM, Lee JG, Hu KS, Gil YC, Choi YJ, Lee HK, Kim HJ. New anatomical insights on the course and branching patterns of the facial artery: clinical implications of injectable treatments to the nasolabial fold and nasojugal groove. Plast Reconstr Surg. 2014; 133 (5): 1077-1082

4）Nakajima H, Imanishi N, Aiso S. Facial artery in the upper lip and nose: anatomy and a clinical application. Plast Reconstr Surg. 2002; 109 (3): 855-861, discussion 862-863

5）Kim YS, Choi DY, Gil YC, Hu KS, Tansatit T, Kim HJ. The anatomical origin and course of the angular artery regarding its clinical implications. Dermatol Surg. 2014; 40 (10): 1070-1076

6）Niranjan NS. An anatomical study of the facial artery. Ann Plast Surg. 1988; 21 (1): 14-22

7）Lee JG, Yang HM, Choi YJ, Favero V, Kim YS, Hu KS, Kim HJ. Facial arterial depth and relationship with the facial musculature layer. Plast Reconstr Surg. 2015; 135 (2): 437-444

14　デンジャーゾーン5 ― 外鼻領域

Rod J. Rohrich and Raja Mohan

要旨

　本項では，フィラーを外鼻に注入する方法について概説する．手術を受けることなく外鼻形成することを望む患者は多い．「液体による鼻形成」とは，軟部組織フィラーを用いて鼻の外見を改善することである．鼻は血管が非常に豊富であるため，血管の損傷を避ける安全な注入手技を本項で紹介する．重要なのは，注入時に針先を深部にとどめることである．

Keywords：フィラー，注入剤，鼻，外鼻領域，非侵襲的鼻形成

Key Points

外鼻領域におけるフィラー注入の安全性を最大限に高めるために

- ヒアルロン酸はヒアルロニダーゼで溶解できるため，ヒアルロン酸の使用を推奨する．遅発性の腫脹を防ぐために，親水性フィラーの使用は少なめにする．
- 少量ずつ，針先を動かしながら注入し，注入するたびにマッサージを行う．
- 鼻尖と鼻翼には連続穿刺法を用いる(video 14-1)．
- 外鼻側方への注入は，常に深く，鼻翼溝よりも上方に注入する．外側鼻動脈の走る鼻翼溝には，どの層であっても決して注入してはならない(図14-1～14-4)．
- 正中線上では，浅在血管の損傷を避けるために深部平面に注入する(図14-4) (video 14-1)．
- 内鼻弁は，鼻背中央部への少量の注入で拡大できる．
- 鼻翼縁や外鼻側壁に沿って注入してはならない．この領域では血管が浅在している(図14-4)．
- 鼻背動脈および眼角動脈の近くに注入する場合には，圧迫して血管の内腔をつぶした状態で注入する．
- 鼻形成術の既往のある患者では，瘢痕によって解剖学的な平面が乱れているため注意する．

video 14-1

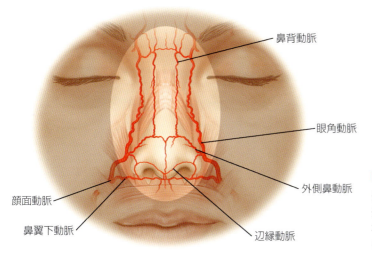

図14-1

外鼻の血管．頭側へ走行した顔面動脈は眼角動脈になる．外側鼻動脈と鼻翼下動脈は，顔面動脈の重要な枝である．2本の鼻背動脈は，鼻背に沿って正中線の外側を走行している．

Ⅱ　フィラーと神経調節因子

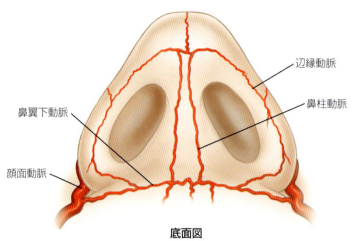

図 14-2
尾側から見た鼻の血管．鼻翼下動脈は顔面動脈の枝であり，鼻の基部に沿って走行している．鼻柱動脈は鼻翼下動脈から分枝しており，オープン法の鼻形成では切断される．辺縁動脈は，鼻孔縁の浅層を走行する．

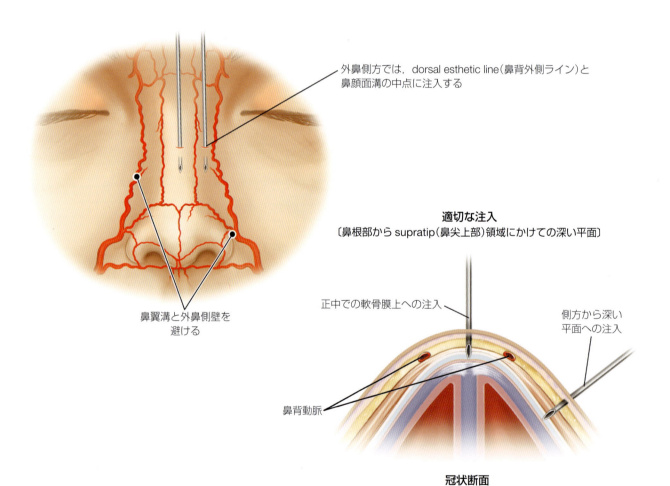

図 14-3
適切な注射手技．鼻根部から supratip break（鼻尖上点）の部位では，正中深部に注入することで血管内注入を避けることができる．外側から注入する場合は，鼻背動脈や眼角動脈を不用意に傷つけないように，dorsal esthetic line（鼻背外側ライン）と鼻顔面溝の中点から深く注入する．

14 デンジャーゾーン 5 — 外鼻領域

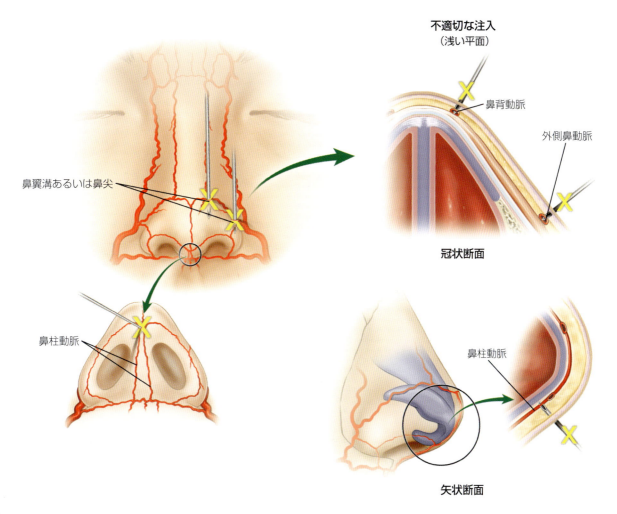

図 14-4
不適切な注射手技．外鼻側方から正中にかけて，浅層に注入すると鼻背動脈を損傷するリスクがある．外鼻側壁に沿って浅層に注入すると眼角動脈を損傷するリスクがある．鼻翼溝に沿った浅層への注入は外側鼻動脈を損傷するリスクがある．鼻尖正中部で浅層に注入すると鼻柱動脈を損傷するリスクがある．

14.1　外鼻領域における安全への配慮

- 外鼻の層構造は浅層から順に，表皮，真皮，皮下組織，筋，筋膜，疎性結合組織，軟骨膜／骨膜，軟骨／骨，となっている[1]（図 14-5, 14-6）．
- 外鼻の血管は真皮直下の浅いところに存在しているため，SMAS（浅筋膜）よりも深層に注入すべきである（video 14-2）．
- 鼻翼溝や鼻尖に浅く注入してはならない（図 14-4）．
- 外鼻は注入による壊死が最も多く，失明が 2 番目に多い部位である（図 14-7）[2,3]．

video 14-2

Ⅱ フィラーと神経調節因子

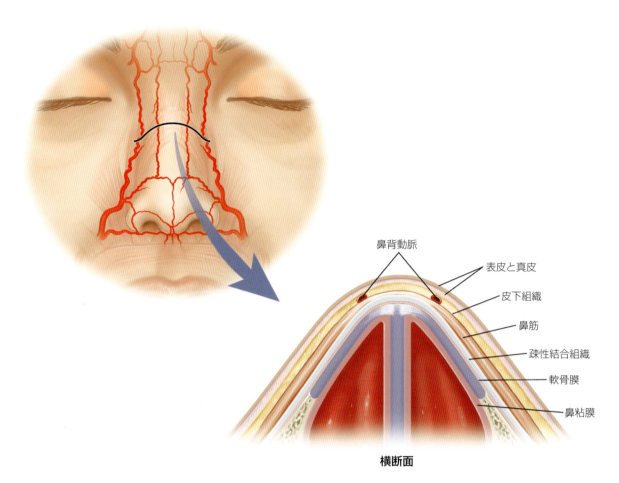

図14-5
外鼻の層構造を横断図で示している．鼻背中央部における層構造（浅層から深層まで）は，表皮，真皮，皮下組織，筋，疎性結合組織，軟骨膜となっている．鼻背動脈は正中線より外側を走行しているため，眉間から鼻尖上部にかけて正中線上は安全に注入できる場所である．

14.2 鼻領域の解剖学的構造

14.2.1 筋

鼻筋
- 水平部は鼻側方の上顎骨に起始し，鼻背筋膜に付着している．
- 鼻翼部は側切歯頭側の上顎骨前頭突起に起始し，鼻翼部皮膚に付着している．
- 水平部は鼻孔を圧迫する．鼻翼部は鼻孔を拡大する．

上唇鼻翼挙筋
- 鼻骨に起始している．
- 鼻孔と上口唇に停止している．
- 鼻孔を拡大し，上口唇を挙上する．

鼻中隔下制筋
- 上顎骨に起始している．

14 デンジャーゾーン5——外鼻領域

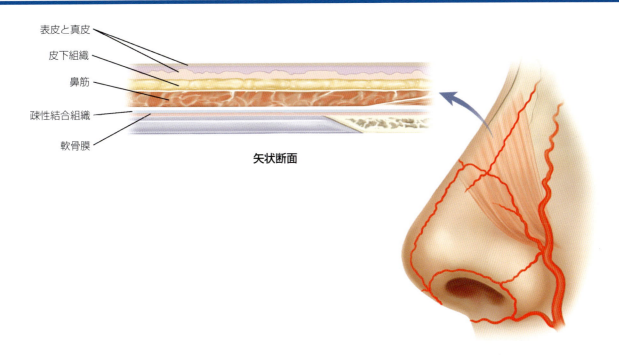

図 14-6
外鼻の層構造を矢状断面で示している．鼻背中央部における層構造（浅層から深層まで）は，表皮，真皮，皮下組織，筋，疎性結合組織，軟骨膜となっている．

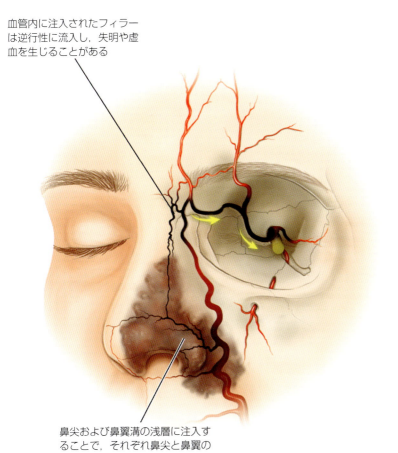

図 14-7
眼周囲から外鼻領域にかけての血管解剖．ここには，眼角動脈や鼻背動脈のような眼動脈に逆行性の塞栓を生じうるルートがたくさんある．鼻尖および鼻翼溝の浅層に注入すると，鼻尖，鼻翼，側壁，鼻背，鼻翼／頬部境界部で血行障害を生じることがある．

103

II　フィラーと神経調節因子

- 鼻中隔に停止している．
- 鼻中隔を引き下げる．

14.2.2　血管

顔面動脈

- ケイリオン（口角）から鼻翼基部にかけての部分が顔面動脈と呼ばれている．顔面動脈は鼻唇溝に隣接しており，口角からおよそ1.5 cm外側を走行している．
- 顔面動脈は，鼻翼部で浅層に出て鼻翼下動脈と外側鼻動脈を分枝している（図14-1，14-8）[4]．鼻翼部を過ぎると眼角動脈と呼ばれるようになり，内眼角へ向かい鼻背動脈系と吻合する．
- 顔面動脈は鼻翼の最外側点からおよそ3.2 mm外側を走行している[4,5]．

鼻翼下動脈と外側鼻動脈

- 鼻翼下動脈は鼻孔の下縁に沿って走行している．外側鼻動脈（video 14-2）は，鼻翼溝より頭側で下外側鼻軟骨上の皮下を走行している（図14-2）[1,6-8]．

辺縁動脈

- 外側鼻動脈または顔面動脈から分枝し，下外側鼻軟骨上を走行している[8]．

鼻背動脈

- 眼窩内側から出て鼻背を通り，鼻尖を栄養している（図14-5）[6]．
- 眼動脈から分枝している．

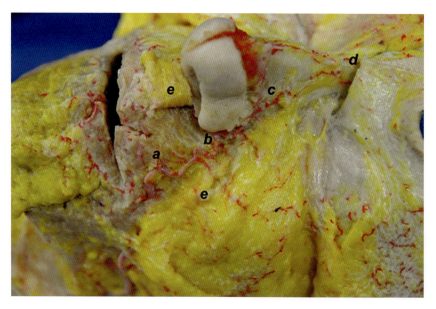

図14-8
皮下組織（e）を翻転することで，鼻唇溝内を走行する顔面動脈（a）が見えている．顔面動脈は時に筋内を走行するが，大部分は皮下組織と筋の間を走行する．鼻唇溝の上1/3で浅在化する（b）ため，浅層への注入であってもリスクがある．顔面動脈から眼角動脈へ移行する点（c）と，鼻背動脈との吻合（d）も示している．顔面動脈は，口角から約1.5 cm外側を走行していることに留意する．

14.3 血管デンジャーゾーンと臨床的関連

- 鼻尖では皮下組織が厚く，太い動静脈系が筋よりも浅い層(SMAS層)に見られる[6].
- 鼻尖や鼻翼溝に浅く注入すると，鼻尖や鼻翼が壊死するおそれがある(図14-9).
- 鼻背，鼻尖，外側壁の血管系は，眼動脈と吻合している．いずれの血管内に注入したとしても，フィラーが逆流して失明や壊死を生じるリスクがある(図14-7).
- 外側からは，鼻翼溝から3mm上方の深層に注入する．
- 鼻尖と鼻背の正中線上では，軟骨膜または骨膜上に注入する(video 14-1).

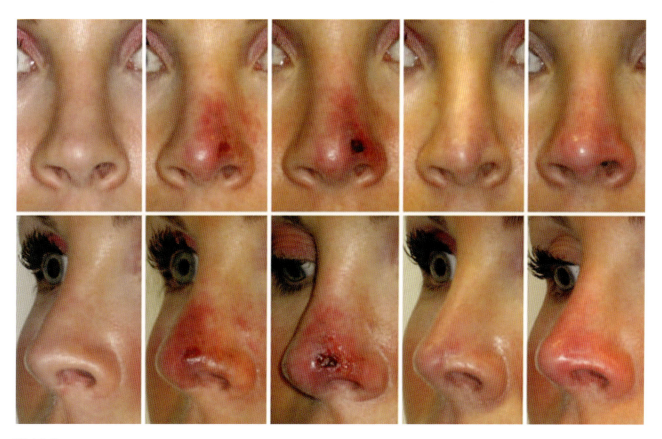

図14-9
36歳女性，8回の鼻尖形成術の後，右鼻尖部から鼻翼部にかけての不整と小さすぎる鼻尖を主訴に受診した．Juvéderm Voluma (Allergan, Inc)を右鼻尖から鼻翼にかけて0.1 mL，鼻尖上部および左鼻尖から鼻翼部にかけて0.2 mL注入された．6日後から鼻尖部に壊死の徴候が生じてきた．
合計30単位のヒアルロニダーゼを1.5 mLの2％リドカインに溶解し，3回に分けて，鼻尖，鼻翼，鼻背，外側壁に10分間隔で注射した．1日81 mgのアスピリン内服と，8時間ごとにニトログリセリン軟膏を局所外用した．高圧酸素療法が開始され，合計12回のセッションを受けた．
注入後8日目で，壊死の範囲が最大であった(中央の写真)．初回注入から6カ月後の状態を示す(右から2番目の写真)．その後，4週間間隔で2回にわたってJuvéderm Refine 0.1 mLを右鼻尖-鼻翼移行部に，0.05 mLを左鼻尖-鼻翼移行部に注入した後の状態を示す(右の写真)．製品の種類と注入した量の両方が，この合併症に関係していたのかもしれない．
〔Rohrich R, Adams W, Ahmad J. et al. Dallas Rhinoplasty. Nasal Surgery by the Masters. 3rd Edition. Thieme; 2014 より〕

Ⅱ　フィラーと神経調節因子

参考文献

1) Saban Y, Andretto Amodeo C, Hammou JC, Polselli R. An anatomical study of the nasal superficial musculoaponeurotic system: surgical applications in rhinoplasty. Arch Facial Plast Surg. 2008; 10 (2): 109-115

2) Ozturk CN, Li Y, Tung R, Parker L, Piliang MP, Zins JE. Complications following injection of soft-tissue fillers. Aesthet Surg J. 2013; 33 (6): 862-877

3) Li X, Du L, Lu JJ. A Novel Hypothesis of Visual Loss Secondary to Cosmetic Facial Filler Injection. Ann Plast Surg. 2015; 75 (3): 258-260

4) Nakajima H, Imanishi N, Aiso S. Facial artery in the upper lip and nose: anatomy and a clinical application. Plast Reconstr Surg. 2002; 109 (3): 855-861, discussion 862-863

5) Yang HM, Lee JG, Hu KS, Gil YC, Choi YJ, Lee HK, Kim HJ. New anatomical insights on the course and branching patterns of the facial artery: clinical implications of injectable treatments to the nasolabial fold and nasojugal groove. Plast Reconstr Surg. 2014; 133 (5): 1077-1082

6) Toriumi DM, Mueller RA, Grosch T, Bhattacharyya TK, Larrabee WF, Jr. Vascular anatomy of the nose and the external rhinoplasty approach. Arch Otolaryngol Head Neck Surg. 1996; 122 (1): 24-34

7) Rohrich RJ, Gunter JP, Friedman RM. Nasal tip blood supply: an anatomic study validating the safety of the transcolumellar incision in rhinoplasty. Plast Reconstr Surg. 1995; 95 (5): 795-799, discussion 800-801

8) Saban Y, Andretto Amodeo C, Bouaziz D, Polselli R. Nasal arterial vasculature: medical and surgical applications. Arch Facial Plast Surg. 2012; 14 (6): 429-436

参考文献

15　デンジャーゾーン6 ― 眼窩下部領域

Rod J. Rohrich and Raja Mohan

要旨

　本項では，フィラーを眼窩下部領域に注入する方法について概説する．ティアトラフ（涙溝）変形に相当する下眼瞼のくぼみを訴える患者は多い．眼瞼と頬の境界をなじませるための，下眼瞼と頬にボリュームを補塡する安全な手技を紹介する．眼窩下部領域には眼窩下神経と動脈があり，失明のような悲惨な合併症を防ぐために詳細な解剖を知っておく必要がある．

Keywords：フィラー，注入剤，眼窩周囲，ティアトラフ，眼窩下部領域

Key Points

眼窩下部領域におけるフィラー注入の安全性を最大限に高めるために

- 粘稠度が低く，親水性の低いフィラーを使用する．
- フィラーとしてヒアルロン酸を選んだほうがよい．なぜなら，ヒアルロニダーゼによって分解できるからである．これはとりわけ，ティアトラフ領域で重要になる．
- 少量ずつ低圧で，常に前進-後退させながら注入する．
- 眼窩下孔の位置に，直接，深く注入するのは避ける（図15-1，15-2）．眼窩下孔の位置よりも下方かつ側方への注入が最善である．
- 眼瞼と頬の境界をなじませるために，頬骨弓からつながった頬骨隆起部から注入を始める（図15-3）．二次的に注入する部位は，頬骨弓の下方，頬骨下部，中顔面の浅在顔面脂肪コンパートメントである（video 15-1）．
- ティアトラフの外側2/3には外側から注入し，深い平面（骨膜上）から外れないよう注意する（図15-4）．
- ティアトラフの内側1/3には尾側から注入し，深い平面から外れないよう注意する．少量ずつ，網目状に注入する（video 15-1）．

video 15-1

15.1　眼窩下部領域における安全への配慮

- 眼窩下部領域への注入で血管損傷を防ぐには，適切な注入深度と，この領域の解剖を知っておく必要がある（図15-1，15-2）．
- 眼窩下動脈に穿刺して血管内にフィラーを注入すると，フィラーが逆流して，失明という悲惨な合併症を引き起こすリスクがある（図15-6）．
- 眼窩下神経を損傷すると，感覚障害と疼痛を生じるリスクがある．
- 頬のハイライトとティアトラフを評価し，どこにフィラーを注入すれば最も効果的か考える．重要なのは，ボリュームを増やしすぎずに，その部位をさりげなく強調することである．

II フィラーと神経調節因子

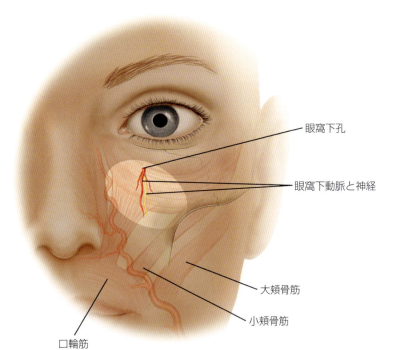

図 15-1
眼窩周囲領域の解剖．眼窩下動脈と神経は眼窩下孔から出ている．

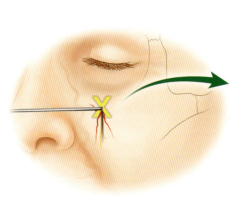
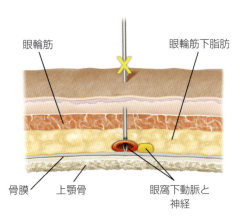
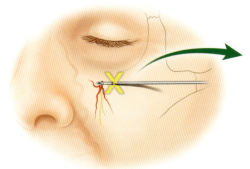
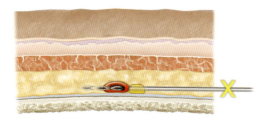

図 15-2
不適切な注射手技．眼窩下孔の直上からまっすぐ刺入してはならない．さらに，側方から刺入したとしても，眼窩下孔の近くにフィラーを注入してはならない．ティアトラフのボリュームを補充する際には非常に注意深く行い，眼窩下孔の近くで針を止めてフィラーを注入してはならない．血管内に注入してしまうと，逆行性に眼動脈の塞栓を起こすリスクがある．

15 デンジャーゾーン6 — 眼窩下部領域

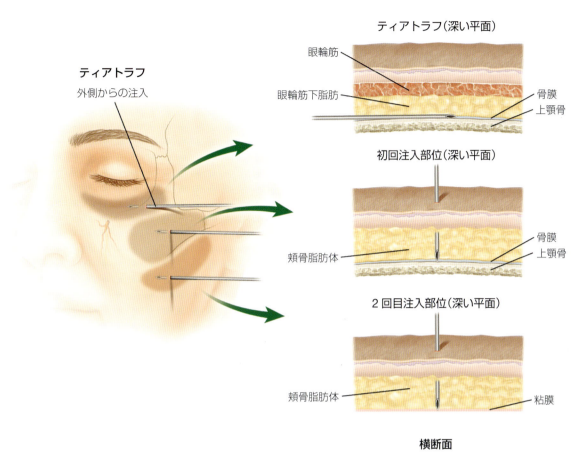

図 15-3
ティアトラフと頰骨隆起部への注射手技．外側からティアトラフに注入する際は，針先を深く骨膜上の平面まで刺入する．眼窩下孔の近くに注入してはならない．頰骨隆起では，外側から刺入し，深い平面で針を止めてフィラーを注入することでボリュームを増やすことができる．フィラー注入をする際は，針を皮膚に対して垂直に立てて刺入する．

15.2　眼窩下部領域の解剖

15.2.1　筋肉（図 15-1）

口輪筋
- 上顎骨と下顎骨から起始している．
- 口唇周囲の皮膚に停止している．
- 唇をすぼめる．

大頰骨筋
- 頰骨から起始している．
- 口角結節に停止している．
- 上口唇と口角を挙上する．

Ⅱ　フィラーと神経調節因子

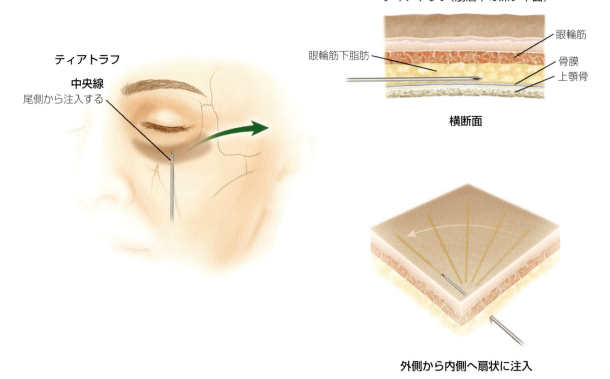

図 15-4
ティアトラフへの注射手技．尾側からティアトラフに注入する際，針の進行方向は眼窩下孔よりも外側へ向ける．針は深く骨膜上平面まで刺入する．注入量を増やすために，外側刺入部から扇状に広げて注入することもできる．眼窩下孔の近くに注入してはならない．

小頬骨筋
- ■ 頬骨から起始している．
- ■ 上口唇に停止している．
- ■ 上口唇を挙上する．

15.2.2　血管

眼窩下動脈/神経

video 15-2

- ■ 眼窩下孔は，眼窩下縁からおよそ 6.3〜10.9 mm 尾側に位置している（図 15-5）．この距離は，眼角間の距離の 33〜41％に相当する[1-7]（video 15-2）．
- ■ 眼窩下孔は，男性ではおよそ 25.7〜27.1 mm，女性ではおよそ 24.2〜26.8 mm 正中線から離れている[2-6]．
- ■ 眼窩下孔が，眼窩上孔と同じ垂直面上に位置している確率は 30％である[2]．
- ■ 眼窩下孔はまた，小臼歯，第二小臼歯，犬歯と同じ垂直面上に位置している[2,3]．
- ■ 眼窩下孔が複数ある患者もいる[1,4,8]．

15 デンジャーゾーン 6 — 眼窩下部領域

眼窩下孔の垂直方向のランドマーク

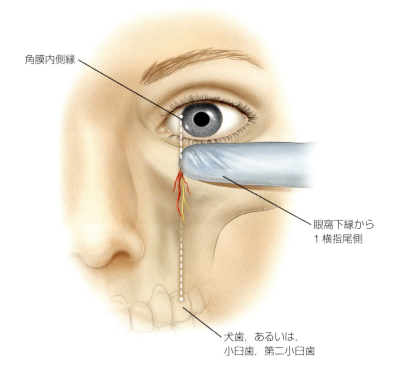

角膜内側縁

眼窩下縁から
1 横指尾側

犬歯，あるいは，
小臼歯，第二小臼歯

図 15-5

眼窩下孔は，眼窩下縁から 6.3〜10.9 mm（およそ 1 横指）尾側に位置している．角膜内側縁から垂線を引くことで，位置を推測できる．ティアトラフや頬部隆起にフィラーを注入する際には，眼窩下孔に注意し，眼窩下孔の位置に留意する．

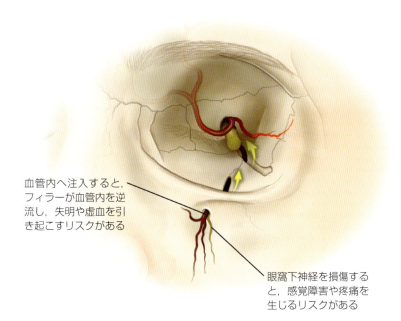

血管内へ注入すると，
フィラーが血管内を逆
流し，失明や虚血を引
き起こすリスクがある

眼窩下神経を損傷する
と，感覚障害や疼痛を
生じるリスクがある

図 15-6

眼動脈に，逆行性の塞栓を生じうるルート．眼窩下動脈の血管内に注入すると，フィラーが血管内を逆流し，失明や虚血を引き起こすリスクがある．眼窩下神経の圧迫や損傷によって，感覚麻痺や痺れを生じるリスクがある．

II　フィラーと神経調節因子

15.3　血管デンジャーゾーンと臨床的関連

- 眼窩下孔は，角膜内側縁と同じ垂直平面上に並んでいる．眼窩下孔は，眼窩下縁から6.3〜10.9 mm（およそ1横指）尾側に位置している（図15-5）．
- 眼窩下部では，解剖学的な距離を目算しながら注入する．
- 眼窩下部では，眼窩下孔よりも外側に注入する．
- 眼窩下孔より内側へは，慎重に注射する．この領域では必要に応じて，針を動かさずにフィラーを追加注入していくことでフィラーを内側に送り込むテクニックも使える．
- 顔面静脈は，眼窩下孔より外側の浅層を走行している．顔面静脈よりも針先を深く保つことで，静脈内へ注入しないようにする（video 15-2）．

参考文献

1) Canan S, Asim OM, Okan B, Ozek C, Alper M. Anatomic variations of the infraorbital foramen. Ann Plast Surg. 1999; 43 (6): 613-617
2) Aziz SR, Marchena JM, Puran A. Anatomic characteristics of the infraorbital foramen: a cadaver study. J Oral Maxillofac Surg. 2000; 58 (9): 992-996
3) Raschke R, Hazani R, Yaremchuk MJ. Identifying a safe zone for midface augmentation using anatomic landmarks for the infraorbital foramen. Aesthet Surg J. 2013; 33 (1): 13-18
4) Aggarwal A, Kaur H, Gupta T, Tubbs RS, Sahni D, Batra YK, Sondekoppam RV. Anatomical study of the infraorbital foramen: A basis for successful infraorbital nerve block. Clin Anat. 2015; 28 (6): 753-760
5) Cutright B, Quillopa N, Schubert W. An anthropometric analysis of the key foramina for maxillofacial surgery. J Oral Maxillofac Surg. 2003; 61 (3): 354-357
6) Hwang SH, Kim SW, Park CS, Kim SW, Cho JH, Kang JM. Morphometric analysis of the infraorbital groove, canal, and foramen on three-dimensional reconstruction of computed tomography scans. Surg Radiol Anat. 2013; 35 (7): 565-571
7) Liu DN, Guo JL, Luo Q, Tian Y, Xia CL, Li YQ, Su L. Location of supraorbital foramen/notch and infraorbital foramen with reference to soft- and hard-tissue landmarks. J Craniofac Surg. 2011; 22 (1): 293-296
8) Agthong S, Huanmanop T, Chentanez V. Anatomical variations of the supraorbital, infraorbital, and mental foramina related to gender and side. J Oral Maxillofac Surg. 2005; 63 (6): 800-804

III エネルギーデバイス

16	アブレイティブレーザーの安全性を最大限に高める	115
17	ノンアブレイティブレーザーの安全性を最大限に高める	120
18	トリクロロ酢酸とジェスナー液を併用したケミカルピーリングの安全性	122
19	ラジオ波（RF）機器の安全性を最大限に高める	125
20	低温脂肪溶解法の安全性を最大限に高める	130
21	マイクロニードル法の安全性を最大限に高める	133

16 アブレイティブレーザーの安全性を最大限に高める

E. Victor Ross, Erez Dayan, and Rod J. Rohrich

要旨

レーザーは，顔の若返りにおいて最も精密かつ強力なツールの1つである．レーザーは，選択的光熱融解理論（selective photothermolysis）により，色素（ヘモグロビン，水，メラニンなど）固有の吸収波長を利用することで，特定の色素を含む組織を狙い撃ちすることができる．1964年に開発された連続波 CO_2 レーザーはエネルギーのパラメータ制御ができず，組織損傷や瘢痕をしばしば引き起こした．その後，レーザーの技術は安全性と効果の面で進化してきた．パルスモード（およびそれに続くスーパーパルスや，ウルトラパルスレーザー）は，安全性と効果の点で大きく向上した．これは電子制御のシャッターを用いて連続波のエネルギーをパルスに変換する技術であり，結果として熱損傷を減らすことができる．1990年代中頃に導入された Er：YAG（エルビウムヤグ）レーザーは，CO_2 レーザーよりも水への吸収の選択性が高く（12〜18倍），周辺組織への熱損傷を減らすことができる．

おそらく，安全性と効果における最も重要な近代的進歩は，2003年のフラクショナルレーザーである．分割光熱融解理論（fractional photothermolysis）では，目標となる領域内の一部（通常は20%）を微小治療領域に分割してレーザーリサーフェシングを行う．治療領域の間に残った正常上皮と真皮が，皮膚のバリア機能を担保しつつ治療領域の上皮化を促進する．

Keywords：レーザー，選択的光熱融解理論，レーザーリサーフェシング，アブレイション，スキンリサーフェシング，フラクショナルレーザー，CO_2 レーザー，Er：YAG レーザー

Key Points

- 顔面の美容において最も一般的に使用されるアブレイティブレーザーは，CO_2 および Er：YAG である．いずれも，レーザーを吸収させる対象として水をターゲットにしている．Er：YAG は CO_2 よりも特異性が高く（12〜18倍），周囲への熱の広がりと組織損傷を抑えることができる[1-5]．

- アブレイティブレーザーの目的は，組織の蒸散と加熱によるコラーゲン変性の組み合わせを通して，損傷したコラーゲンを除去または減少させ，新しいコラーゲンの形成とリモデリングを促進することにある[6-8]．

- アブレイティブフラクショナルレーザーは，微小加熱領域を蒸散させ，その周囲を55〜62℃まで加熱することによってコラーゲンを変性させ，コラーゲン新生，弾性線維新生，リモデリングを促進する[1,9-11]．

- アブレイティブレーザーはすべての肌タイプに使用できるものの，Fitzpatrick 肌タイプⅢ型よりも皮膚色の濃い患者では，永久的な色素脱失，色素沈着，瘢痕を避けるために，治療を控えるか非常に注意して照射する必要がある[9,10]．

Ⅲ　エネルギーデバイス

16.1　安全への配慮

- CO_2 レーザー（10,600 nm）
- CO_2 レーザーはエルビウムレーザーよりも蒸散閾値が高いため，治療効果を得るためにより大きな熱量が必要となる[9,10]．
- CO_2 レーザーは 5 J/cm^2 の出力で組織を蒸散でき，周囲 70～150 μm に加熱領域を残す[9,10]．
- 蒸散の深度は，照射回数，出力，パルス幅，および照射間の冷却時間に依存する[1,11]．
- CO_2 レーザーの照射回数が増えるほど，蒸散させる水（レーザーを吸収させる色素）が少なくなる．この結果，熱が蓄積して熱傷/瘢痕のリスクが高まる．
- 臨床的な判定基準には，真皮からの出血ではなく，組織の色調変化を用いる（ケミカルピーリング同様）[1,6,11,12]．
- フラクショナル CO_2 レーザーは，表皮を残したまま，ピクセル状の微小加熱領域で真皮に損傷を加えることができる．これによって，再上皮化と真皮コラーゲンのリモデリングが促進され，色素沈着のリスクを抑えながら複数回の照射ができる．照射密度は 1 パスあたり 10～60％であり，治療部位によって異なる[3]．

16.2　Er：YAG レーザー（2,950 nm）

- Er：YAG レーザーは，CO_2 レーザーと同じく水をターゲットにしているが特異性がより高い．このため熱拡散が少なく，理論的には安全性が高い[13,14]．
- エルビウムレーザーは 0.5 J/cm^2 の出力で組織を蒸散でき，周囲 5～20 μm に加熱領域を残す[13,14]．
- エルビウムレーザーは CO_2 レーザーと比べて熱の発生が少ないため，コラーゲンのリモデリング/凝固に関して CO_2 と同様の効果は得られず，皮膚の引き締めにはそれほど効果的ではない[2,13,15]．
- エルビウムレーザーは CO_2 レーザーよりも深達度が浅いため，浅い領域（例：表皮病変，光線性皮膚病変，色素沈着）の治療に使用されることが多い．ただし，高い出力で複数回照射すれば，非常に深いリサーフェシングとなって瘢痕を残しうる．
- 臨床的な評価基準は，真皮乳頭層からの点状出血と，表皮の断片化である．このレーザーでは，パルス幅を増やすことで CO_2 レーザーと同様の凝固効果が得られる．

16.3　関連する解剖

- アブレイティブレーザーで安全にリサーフェシング（フラクショナルであれ連続照射であれ）できる部位は，頬中央部，額，鼻といった真皮が厚く血流豊富な領域である（図 16-1）．これらの領域では，最適な結果を得るために複数回照射することもある．
- 真皮が薄い部位や（フェイスリフトやネックリフトで）皮下を剥離された部位がデンジャーゾーンであり，頸部，上胸部，眼瞼，眼窩周囲が含まれる（図 16-1）．

16 アブレイティブレーザーの安全性を最大限に高める

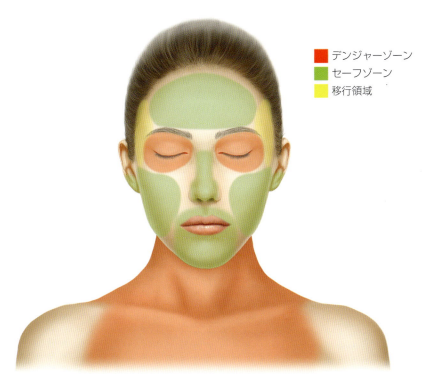

図 16-1
アブレイティブレーザーによるリサーフェシングのセーフゾーンとデンジャーゾーン

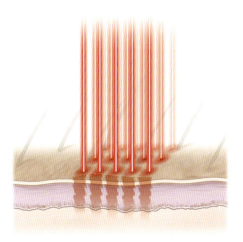
一般的なレーザーの照射方向と設定

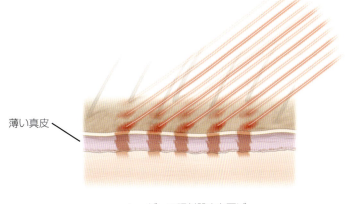
レーザーの照射設定を下げ，蒸散の程度を弱めるために斜めから照射する

図 16-2
フェイスリフト/ネックリフト後にレーザーを照射する際の最も安全な手技

16.4 手技上のポイント

- 真皮の薄い部位や皮下を剥離されたことのある部位では，蒸散の程度を弱めるためにレーザーを斜めから照射する（図 16-2）．これらの領域では，過加熱と瘢痕化を避けるために照射の設定を下げる（30〜50％まで）こともある．
- エステティックユニットは，移行部を目立たせないように境界をまたいで照射する（図 16-3）．

III エネルギーデバイス

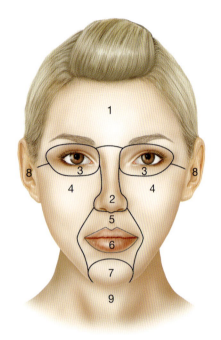
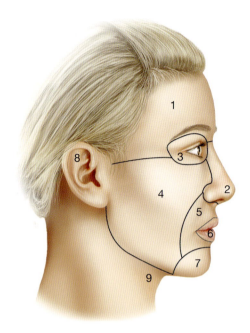

図 16-3
顔面のエステティックユニット

- 臨床的な評価規準である組織の白色化/黄色化（CO_2 レーザー）や真皮乳頭層からの点状出血（Er：YAG レーザー）を確認できるまで，照射部位を継続して観察する．
- 深いシワを治療するために，局所的に照射することもできる（典型的には口周囲）．

参考文献

1) Duplechain JK, Rubin MG, Kim K. Novel post-treatment care after ablative and fractional CO2 laser resurfacing. J Cosmet Laser Ther. 2014; 16 (2): 77-82
2) El-Domyati M, Abd-El-Raheem T, Abdel-Wahab H, Medhat W, Hosam W, El-Fakahany H, Al Anwer M. Fractional versus ablative erbium: yttrium-aluminum-garnet laser resurfacing for facial rejuvenation: an objective evaluation. J Am Acad Dermatol. 2013; 68 (1): 103-112
3) Griffin D, Brelsford M, O'Reilly E, Stroup SP, Shumaker P. Ablative Fractional Laser Resurfacing: A Promising Adjunct to Surgical Reconstruction. Mil Med. 2016; 181 (6): e616-e620
4) Burns C, Basnett A, Valentine J, Shumaker P. Ablative fractional laser resurfacing: A powerful tool to help restore form and function during international medical exchange. Lasers Surg Med. 2017; 49 (5): 471-474
5) Hassan KM, Benedetto AV. Facial skin rejuvenation: ablative laser resurfacing, chemical peels, or photodynamic therapy? Facts and controversies. Clin Dermatol. 2013; 31 (6): 737-740
6) Clementoni MT, Lavagno R, Munavalli G. A new multi-modal fractional ablative CO2 laser for wrinkle reduction and skin resurfacing. J Cosmet Laser Ther. 2012; 14 (6): 244-252
7) Çalıskan E, Açıkgöz G, Tunca M, Koç E, Arca E, Akar A. Treatment of lipoid proteinosis with ablative Er: YAG laser resurfacing. Dermatol Ther (Heidelb). 2015; 28 (5): 291-295
8) Cohen JL, Ross EV. Combined fractional ablative and nonablative laser resurfacing treatment: a split-face comparative study. J Drugs Dermatol. 2013; 12 (2): 175-178
9) Rohrich RJ, Gyimesi IM, Clark P, Burns AJ. CO2 laser safety considerations in facial skin resurfacing. Plast Reconstr Surg. 1997; 100 (5): 1285-1290
10) Schwartz RJ, Burns AJ, Rohrich RJ, Barton FE, Jr, Byrd HS. Long-term assessment of CO2 facial laser re-

surfacing: aesthetic results and complications. Plast Reconstr Surg. 1999; 103 (2): 592-601

11）Tierney EP, Hanke CW, Petersen J. Ablative fractionated CO2 laser treatment of photoaging: a clinical and histologic study. Dermatol Surg. 2012; 38 (11): 1777-1789

12）Cartee TV, Wasserman DI. Commentary: Ablative fractionated CO2 laser treatment of photoaging: a clinical and histologic study. Dermatol Surg. 2012; 38 (11): 1790-1793

13）Farshidi D, Hovenic W, Zachary C. Erbium: yttrium aluminum garnet ablative laser resurfacing for skin tightening. Dermatol Surg. 2014; 40 (Suppl 12): S152-S156

14）Lee SJ, Kang JM, Chung WS, Kim YK, Kim HS. Ablative non-fractional lasers for atrophic facial acne scars: a new modality of erbium: YAG laser resurfacing in Asians. Lasers Med Sci. 2014; 29 (2): 615-619

15）Tao J, Champlain A, Weddington C, Moy L, Tung R. Treatment of burn scars in Fitzpatrick phototype III patients with a combination of pulsed dye laser and non-ablative fractional resurfacing 1550 nm erbium: glass/1927 nm thulium laser devices. Scars Burn Heal. 2018; 4: 2059513118758510

Ⅲ　エネルギーデバイス

17　ノンアブレイティブレーザーの安全性を最大限に高める

E. Victor Ross, Erez Dayan, and Rod J. Rohrich

要旨

　ノンアブレイティブレーザーは，色素異常，細かいシワ，ニキビ跡，タトゥー，熱傷瘢痕，脱毛，妊娠線など，さまざまな症状の治療に広く使われている．ノンアブレイティブレーザーは，選択的光熱融解理論に従って，特定の色素（ヘモグロビン，水，メラニンなど）に吸収される波長を利用することで，周辺組織への吸収を最小限に抑えつつ特定の組織を狙い撃ちすることができる．ノンアブレイティブレーザーを用いたリサーフェシングの目的は，あるいはアブレイティブレーザーとの主な違いは，上皮を損傷/除去せずに損傷したコラーゲンを修復することである．ノンアブレイティブレーザーは通常，アブレイティブレーザーよりもダウンタイムが短い一方で，劇的な効果も少ないと言われている．

Keywords：レーザー，選択的光熱融解理論，レーザーリサーフェシング，ノンアブレイティブレーザー，中赤外線レーザー，Nd：YAG（ネオジウムヤグ）レーザー，Qスイッチ Nd：YAG レーザー，ダイオードレーザー，フラクショナル，タトゥー除去，減毛

Key Points

- 顔面の美容で最も広く使われているノンアブレイティブレーザーとしては，Nd：YAG，Qスイッチ Nd：YAG，ダイオード，エルビウムガラスフラクショナル，可視光，インテンスパルスライト（intense pulsed light：IPL）が挙げられる[1-4]．
- ノンアブレイティブレーザーは，細かいシワを減らすうえで，多様かつ中程度の効果が得られる．より深いシワの改善は難しいため，そのような場合には，アブレイティブレーザー，ケミカルピーリング，および/またはフィラーが必要になるかもしれない[3,5,6]．

17.1　安全への配慮

- レーザー波長に応じた安全装備（例：眼の保護）が必要である．手術室で照射する場合には，レーザー対応の挿管チューブを使用し，吸入酸素濃度を最低限にする必要がある．治療領域の周囲を濡れタオルで覆うことで，熱エネルギーを吸収して発火するリスクを減らす[4,7]．
- 患者の皮膚に最適なレーザー出力を決めるために，テスト照射を行う．
- ノンアブレイティブレーザーでシワの治療を行う際，通常，視覚的な判定基準はない[8-10]．
- 血管性病変を治療する場合には，軽度な紫斑，持続する血管の損傷，または血管の狭窄が治療の判定基準になる[1,7]．
- タトゥー除去の場合には，皮膚の白色化が治療の判定基準になる[11]．

17　ノンアブレイティブレーザーの安全性を最大限に高める

■色素脱失(10～20%)は，熱損傷による二次的なメラノサイトの破壊が原因と考えられている．これは通常一過性で，自然軽快する．まれながら，治療後6～12か月に遅発性の色素脱失が生じることがある[1].

■ノンアブレイティブレーザーによる瘢痕はまれである．水疱を生じることはあり，上皮化するまで抗菌薬軟膏を外用する[3,4,7,10].

17.2　臨床的関連

■瘢痕：異なるノンアブレイティブレーザーの併用が最も効果的だろう．たとえば，フラクショナルレーザーによって瘢痕を軟らかくする一方で，パルス色素レーザー(pulsed dye laser：PDL)やIPLを使えば，紅斑，血管拡張，色素異常を改善できる．

■色素異常：色素斑は，メラニンを吸収波長とするレーザーで治療する．このようなレーザーとして，532 nmレーザー，ルビーレーザー，755 nmアレキサンドライトレーザー，が挙げられる．さらに長い波長の治療技術としては，ロングパルス532 nm KTP〔potassium titanyl phosphate(KTiOPO4)〕レーザーから，パルス色素レーザー，IPLに至るまで，幅広い可視光線が用いられている．

■血管病変：PDL，532 nm KTPレーザー，IPLはいずれも有効である．PDLは，紫斑が出るようにも，出ないようにも設定できる．

■タトゥー除去：ノンアブレイティブレーザーは，大きな粒子を小さな粒子に分解してマクロファージに貪食されやすくする．除去するタトゥーの色によって理想的なレーザーは異なるものの，タトゥー除去にはQスイッチNd：YAGが理想的である．患者には，複数回の治療(場合によっては10～15回に及ぶ)が必要かもしれないことを説明しておく．

■減毛：毛包を破壊するために，毛乳頭のメラニンを狙ったレーザーを照射する．典型的には，810ダイオードレーザー，755アレキサンドライトレーザー，1064 Nd：YAGレーザー，が使われる．IPLも多くの患者に対して有効である．レーザー減毛が最も効果的なのは，肌が明るい色で毛は濃い色の患者である．

参考文献

1) Ang P, Barlow RJ. Nonablative laser resurfacing: a systematic review of the literature. Clin Exp Dermatol. 2002; 27 (8): 630-635

2) Goldberg DJ. Nonablative laser technology Radiofrequency. Aesthet Surg J. 2004; 24 (2): 180-181

3) Hardaway CA, Ross EV. Nonablative laser skin remodeling. Dermatol Clin. 2002; 20 (1): 97-111, ix

4) Pozner JN, Goldberg DJ. Nonablative laser resurfacing: state of the art 2002. Aesthet Surg J. 2002; 22 (5): 427-434

5) Doshi SN, Alster TS. 1,450 nm long-pulsed diode laser for nonablative skin rejuvenation. Dermatol Surg. 2005; 31 (9 Pt 2): 1223-1226, discussion 1226

6) Karmisholt KE, Banzhaf CA, Glud M, Yeung K, Paasch U, Nast A, Haedersdal M. Laser treatments in early wound healing improve scar appearance: a randomized split-wound trial with nonablative fractional laser exposures vs. untreated controls. Br J Dermatol. 2018; 179 (6): 1307-1314

7) Narurkar VA. Nonablative fractional laser resurfacing. Dermatol Clin. 2009; 27 (4): 473-478, vi

8) Ross EV. Nonablative laser rejuvenation in men. Dermatol Ther. 2007; 20 (6): 414-429

9) Weiss RA, McDaniel DH, Geronemus RG. Review of nonablative photorejuvenation: reversal of the aging effects of the sun and environmental damage using laser and light sources. Semin Cutan Med Surg. 2003; 22 (2): 93-106

10) Williams EF, III, Dahiya R. Review of nonablative laser resurfacing modalities. Facial Plast Surg Clin North Am. 2004; 12 (3): 305-310, v

11) Naga LI, Alster TS. Laser Tattoo Removal: An Update. Am J Clin Dermatol. 2017; 18 (1): 59-65

III　エネルギーデバイス

18　トリクロロ酢酸とジェスナー液を併用したケミカルピーリングの安全性

Erez Dayan and Rod J. Rohrich

要旨

　トリクロロ酢酸(trichloroacetic acid：TCA)は用途の広い薬剤であり，濃度を変えることでさまざまな程度の顔面のシワに有効である．TCA は，真皮網状層まで及ぶ中程度の深さのシワに対して，30〜35％の濃度で使用されることが多い．TCA ピーリングの前にジェスナー液を用いることで，表皮を部分的に除去し TCA の浸透性を高めることができる．この組み合わせは有益である．なぜなら，TCA の濃度を低くしても同様の深さまで浸透するため，瘢痕のような合併症を最小限に抑えられる．

Keywords：トリクロロ酢酸，TCA，ケミカルピーリング，顔の若返り，皮膚のリサーフェシング

Key Points

ケミカルピーリングの安全性を最大限に高めるために

- どのケミカルピーリングを選ぶかは，肌タイプや皮膚の厚さだけでなく，その病変を効果的に治療するために必要な深達度によって決まる．このため，ケミカルピーリングは浸透性(浅層，中間層，深層)によって分類されることが多い(**表 18-1**)．
- TCA は，真皮網状層の浅層まで達する中間浸透性の 30〜35％濃度で使われることが多い．
- TCA の濃度以外にも，皮膚の状態，治療前の肌タイプ，使用方法といった，多くの要素がピーリングの浸透性に影響する．

表 18-1　ケミカルピーリングの種類と浸透性

	浸透性	使用薬剤	対象疾患
浅層	角角質層-真皮乳頭層 (60 μm)	・α-ヒドロキシ酸 ・β-ヒドロキシ酸 ・ジェスナー液	・軽度の光老化 ・軽度のニキビ跡 ・色素性病変
中間層	真皮乳頭層-真皮網状層の浅層 (450 μm)	・TCA 35〜50％ ・TCA 35％＋グリコール酸 70％ ・TCA 35％＋ジェスナー液	・軽度-中等度の光老化 ・日光角化症 ・浅いシワ ・老人性色素斑 ・色素性病変
深層	真皮網状層の中間層 (600 μm)	・ベーカーゴードン液 ・TCA＞50％	・高度の光老化 ・色素性病変 ・前癌性皮膚腫瘍 ・瘢痕

18.1　安全性への配慮

- 慎重に病歴と身体所見を確認したうえで，治療の適応を検討する（表18-2）．
- 筆者（Rod J. Rohrich）は，ケミカルピーリングを行う前に必ず4～6週間の前処置を行っている[1,2]．この前処置の内容は，トレチノイン（0.05～0.1％），ハイドロキノン（2～4％），日焼け止め，α-ヒドロキシ酸（4～10％）の外用である．前処置によって，皮膚の耐性が改善し，線維芽細胞とメラノサイトの機能が調整され，真皮の血行が改善する．そして，治療後の細胞分裂とコラーゲン新生が増加し，皮膚の治癒が3～4日早まる[1,3,4]．
- 最適な結果を得るために，安全性と一貫性を最優先する．たとえば35% TCAピーリングとジェスナー液を組み合わせる場合，ラベルを貼った4つの容器を使用する順に左から右へ適切に並べることから始める（video 18-1）．
- 4つの容器には，以下の薬液を入れる．
    1. 70%エチルアルコール（洗浄用）
    2. アセトン（脱脂用）
    3. ジェスナー液（浅層を均一に剥離する）
    4. 35% TCA 溶液[1]
- TCAピーリングの前にジェスナー液を使うことで，表皮を部分的に除去し，TCAをより深く浸透させることができる．この組み合わせは有益である．なぜなら，TCAの濃度を低くしても同様の深さまで浸透するため，瘢痕のような合併症を最小限に抑えられる[4]．
- すべての患者で，24時間前から抗菌薬を予防的に投与する．ヘルペスの既往があれば，ケミカルピーリングの2日前からアシクロビルを開始し，ピーリング後5日間は継続する．

video 18-1

18.2　デンジャーゾーンと臨床的関連

- 安全にピーリングできる部位は，頬中央部，額，鼻といった真皮が厚く血流豊富な領域である．これらの領域では，最適な結果を得るために複数回ピーリングすることもある（図18-1）．
- 真皮が薄い部位や（フェイスリフトやネックリフトで）皮下を剥離された部位がデンジャーゾーンであり，頚部，上胸部，眼瞼，眼窩周囲が含まれる．これらの領域では，ピーリングの深さを注意深くコントロールすべきである．

表18-2　ケミカルピーリングの適応と禁忌

適応	禁忌
浅い-深いシワ/光老化	6か月以内のイソレチノイン治療歴
前癌性または腫瘍性病変（日光角化症，黒子など）	毛包脂腺の欠如した顔面
皮膚下層の疾患（尋常性ざ瘡など）	感染創または開放創（ヘルペス，開放した囊腫性ざ瘡）
色素異常症	3～12か月以内の中等度-深層のリサーフェシング歴*
	直近の剥離操作を伴う顔面手術歴*
	放射線治療歴
	Fitzpatrick 肌タイプⅣ型，Ⅴ型，Ⅵ型*．

＊相対的禁忌

III　エネルギーデバイス

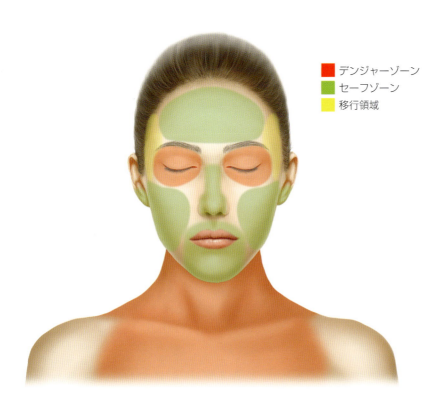

■ デンジャーゾーン
■ セーフゾーン
■ 移行領域

図 18-1
ケミカルピーリングのセーフゾーンは，真皮の厚い部分である．移行領域とデンジャーゾーンでは，真皮が薄いため注意を要する．

18.3　テクニカルポイント

- 広く均一に塗り広げられるように，スリーフィンガー法を使用している（video 18-1）[4]．
- 眼窩周囲と口唇周囲のシワには，TCA を含ませた綿棒を用いる．これらの領域では，シワの奥までピーリング液が届くようにシワを伸ばして塗布する．シワが深い場合には，柄が木製の綿棒を用いることもある[1]．
- ピーリングを行う範囲の境界部（通常，下顎縁）では，境界線が自然になじむよう，軽くぼかしながら塗布する．ピーリングの効果と深達度を評価するために，この境界部の色調変化を継続的に確認する．

参考文献

1) Herbig K, Trussler AP, Khosla RK, Rohrich RJ. Combination Jessner's solution and trichloroacetic acid chemical peel: technique and outcomes. Plast Reconstr Surg. 2009; 124 (3): 955-964
2) Pannucci CJ, Reavey PL, Kaweski S, Hamill JB, Hume KM, Wilkins EG, Pusic AL. A randomized controlled trial of skin care protocols for facial resurfacing: lessons learned from the Plastic Surgery Educational Foundation's Skin Products Assessment Research study. Plast Reconstr Surg. 2011; 127 (3): 1334-1342
3) Johnson JB, Ichinose H, Obagi ZE, Laub DR. Obagi's modified trichloroacetic acid (TCA)-controlled variable-depth peel: a study of clinical signs correlating with histological findings. Ann Plast Surg. 1996; 36 (3): 225-237
4) O'Connor AA, Lowe PM, Shumack S, Lim AC. Chemical peels: A review of current practice. Australas J Dermatol. 2018; 59 (3): 171-181

19 ラジオ波(RF)機器の安全性を最大限に高める

Erez Dayan and Rod J. Rohrich

要旨

ラジオ波(radiofrequency：RF)によるエネルギーは，体内もしくは体外から照射される．ラジオ波は，シワ，顎のたるみ，余剰皮膚，毛細血管拡張症，その他の加齢に伴う皮膚の変化の治療に役立ってきた．ラジオ波はまた，皮下組織を標的として皮下脂肪の形成や輪郭形成にも使われてきた．

ラジオ波機器は，プラスとマイナスに荷電した電極によって交流電流を発生させ，その電気経路内にある組織を分極させることで熱を生じる．

この技術を安全かつ安定して利用するためには，(1)患者の皮膚と軟部組織の解剖学的特性，(2)ラジオ波機器の特徴，(3)エネルギーと組織の相互作用を理解する必要がある．

本項では，ラジオ波技術の有用性について，適応，禁忌，解剖学的なデンジャーゾーンを含めて概説する．

Keywords：顔痩せ，皮膚の引き締め，ラジオ波，ラジオ波マイクロニードル，ラジオ波カテーテル

Key Points

- RFは，顔面の若返りにおいて皮膚のたるみを減らすための安全で効果的な方法として注目されている．それは初回治療としてだけでなく，フェイスリフトやネックリフトを行った後に再発したたるみに対する二次修正の手段ともなる[1-3]（図19-1）．
- RF機器のような温熱機器は，55〜60℃でコラーゲンを変性させることによって，軟部組織に分子レベルの影響を与える．コラーゲンの変性に続いて，治療後4〜8週の間にコラーゲン新生，弾性線維新生，血管新生，皮下脂肪理モデリングが生じる（video 19-1）[2,4,5]．
- RFのエネルギーは，モノポーラ，バイポーラ，マルチポーラのいずれのプローブでも照射できる．RFの照射様式には，フラクショナル，サブレイティブ，他の技術との組み合わせ(レーザー，光線，電磁気)など多様なバリエーションがある[4,6-9]．
- RFは，あらゆる肌タイプの患者に安全に使用することができるが，なかでも皮膚弛緩が軽度で皮膚弾力性のよい若年患者に最も効果的である[2,3,10]．
- RFは脂肪吸引と併用されることが多い．始めにRFエネルギーを照射して線維性隔壁ネットワークを引き締め，皮膚を引き締める．その後脂肪吸引を行うことで皮下の脂肪量を減少させる[2,4,5,11]．

video 19-1

Ⅲ　エネルギーデバイス

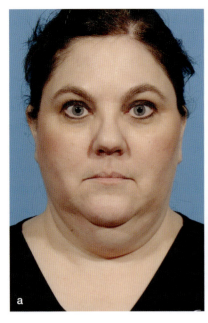
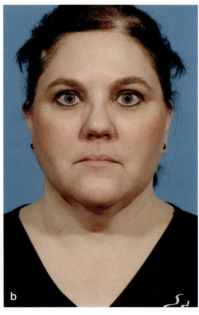

図 19-1
頚部と下顎の下垂に RF 治療と脂肪吸引を行った結果．（a）術前．（b）術後．

19.1　安全への配慮

- レーザーエネルギーの選択性光熱融解（selective photothermolysis）とは異なり，RF による加熱は非選択的である．それゆえ，RF はメラノサイトへのダメージや色素沈着を心配することなくあらゆる Fitzpatrick 肌タイプの患者に用いることができる．とはいえ，熱傷には注意しなければならない．
- RF による加熱は，その機器が絶縁されているかどうかによって，針先だけで生じる場合とカニューレ全体で生じる場合とがある[2,4,9,11]．
- 最新の機器にはさまざまな安全装置が付けられており，たとえば，自己冷却技術（クライオジェンスプレーなど），目標設定温度に達するとシャットダウンする内蔵/外付け温度調整プローブ，外付け近赤外線サーモグラフィカメラ，側方や先端からの発熱を避けるコーティングカニューレなどがある[2,3,11,12]．
- 効果的に加熱しながら熱傷/全層皮膚損傷を避けるためには，領域ごとに段階的に加熱していく系統的なアプローチをとる．
- カニューレを用いる機器では，深層から浅層に向かって徐々に加熱していく．1 か所に何度もカニューレを通すことは避ける．ひとたび目標温度に達したなら，カニューレを通す時間が 1 か所につき 1〜3 分を超えないよう制限することが推奨されている[2,11]．

19.2　関連する解剖

19.2.1　治療対象ゾーン（図 19-2）

1. 顔面の下 1/3 と頚部
2. 頚部中央
3. 頚部側方
4. 顎部

19 ラジオ波（RF）機器の安全性を最大限に高める

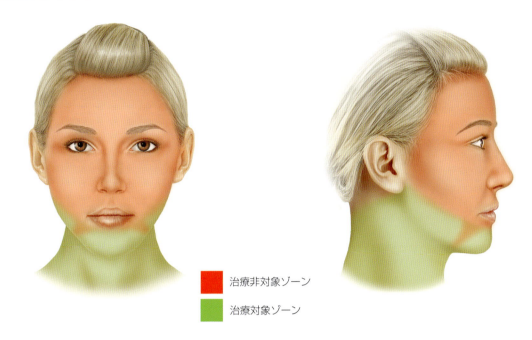

図 19-2　RF の治療対象ゾーンと非対象ゾーン

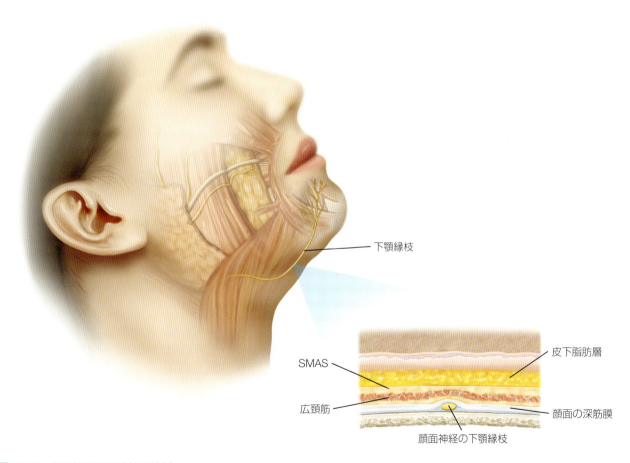

図 19-3　顔面神経下顎縁枝の解剖

Ⅲ　エネルギーデバイス

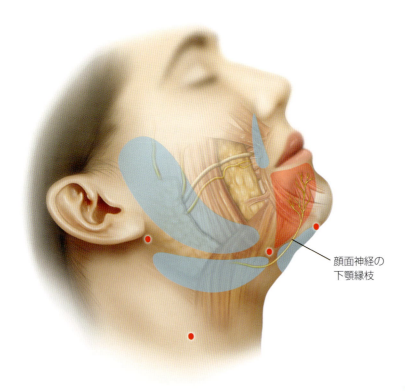

図 19-4　下顎縁枝およびオトガイ神経の損傷を避けるためのアクセスポート配置

19.2.2　非治療対象ゾーン（図19-2）

1. 顔面の中央/上部
2. マリオネットライン
3. 前頭部
4. 口唇周囲，眼窩周囲

19.2.3　下顎縁枝の解剖[13]

- 顔面神経の下顎縁枝は，広頸筋と口角下制筋の深部を通り，下口唇とオトガイ部の筋肉を支配している．（図19-3）．
- 顔面神経下顎縁枝は，顔面動脈より浅層で，顔面静脈の前方を走行している．
- RFカニューレの挿入ポートは，下顎縁枝の最も浅いエリア（下顎骨中央部，口角から2cm後方，SMASの深部）とオトガイ神経（下顎骨中央部，第二小臼歯の下，SMASの前方）から離れて放射状の操作ができる場所に設定する．（図19-4）．

19.2.4　オトガイ神経[14]

- オトガイ神経は下歯槽神経（第5脳神経，三叉神経）の枝であり，オトガイ前方と下口唇，その間に位置する歯肉部に感覚を与えている．
- オトガイ神経は，下顎のオトガイ孔から現れ，口上下制筋の下を走行し，3つの枝（オトガイの皮膚，下口唇の皮膚，下口唇の粘膜）に分かれる．

19.3 テクニカルポイント

- 最も損傷しやすいのは，表在感覚神経と顔面神経の下顎縁枝である．これらは下顎縁で下垂した軟部組織に近接して走行しているため損傷リスクが高い[1,3]．
- RF プローブは常に皮下に留める．決して広頚筋や SMAS の下まで挿入してはならない．
- 放射状の動きでエネルギー照射を行う．この際，プローブを引き抜く時だけに照射を行う．
- アクセスポイント付近で重複してエネルギー照射が行われないように，アクセスポイントの 1 cm 手前までプローブを引き抜いたところで照射を止める．
- 誤って広頚筋下にカニューレを挿入しないために，あらかじめツメセント液を注入して広頚筋/SMAS 層の上を剥離（ハイドロダイセクション）しておく．

参考文献

1）Blugerman G, Schavelzon D, Paul MD. A safety and feasibility study of a novel radiofrequency-assisted liposuction technique. Plast Reconstr Surg. 2010; 125 (3): 998-1006

2）Chia CT, Theodorou SJ, Hoyos AE, Pitman GH. Radiofrequency-Assisted Liposuction Compared with Aggressive Superficial, Subdermal Liposuction of the Arms: A Bilateral Quantitative Comparison. Plast Reconstr Surg Glob Open. 2015; 3 (7): e459

3）Gentile RD, Kinney BM, Sadick NS. Radiofrequency Technology in Face and Neck Rejuvenation. Facial Plast Surg Clin North Am. 2018; 26 (2): 123-134

4）Sadick N, Rothaus KO. Aesthetic Applications of Radiofrequency Devices. Clin Plast Surg. 2016; 43 (3): 557-565

5）Swanson E. Does Radiofrequency Assistance Improve Skin Contraction after Liposuction? Plast Reconstr Surg Glob Open. 2015; 3 (10): e545

6）Kao HK, Li Q, Flynn B, Qiao X, Ruberti JW, Murphy GF, Guo L. Collagen synthesis modulated in wounds treated by pulsed radiofrequency energy. Plast Reconstr Surg. 2013; 131 (4): 490e-498e

7）Levy AS, Grant RT, Rothaus KO. Radiofrequency Physics for Minimally Invasive Aesthetic Surgery. Clin Plast Surg. 2016; 43 (3): 551-556

8）Li Q, Kao H, Matros E, Peng C, Murphy GF, Guo L. Pulsed radiofrequency energy accelerates wound healing in diabetic mice. Plast Reconstr Surg. 2011; 127 (6): 2255-2262

9）Pritzker RN, Robinson DM. Updates in noninvasive and minimally invasive skin tightening. Semin Cutan Med Surg. 2014; 33 (4): 182-187

10）Chen B, Kao HK, Dong Z, Jiang Z, Guo L. Complementary Effects of Negative-Pressure Wound Therapy and Pulsed Radiofrequency Energy on Cutaneous Wound Healing in Diabetic Mice. Plast Reconstr Surg. 2017; 139 (1): 105-117

11）Theodorou S, Chia C. Radiofrequency-assisted Liposuction for Arm Contouring: Technique under Local Anesthesia. Plast Reconstr Surg Glob Open. 2013; 1 (5): e37

12）Keramidas E, Rodopoulou S. Radiofrequency-assisted Liposuction for Neck and Lower Face Adipodermal Remodeling and Contouring. Plast Reconstr Surg Glob Open. 2016; 4 (8): e850

13）Balagopal PG, George NA, Sebastian P. Anatomic variations of the marginal mandibular nerve. Indian J Surg Oncol. 2012; 3 (1): 8-11

14）Betz D, Fane K. Nerve Block, Mental. In: StatPearls. Treasure Island (FL): 2018

Ⅲ　エネルギーデバイス

20　低温脂肪溶解法の安全性を最大限に高める

Erez Dayan and Rod J. Rohrich

要旨

　低温脂肪溶解法は，局所的な脂肪過多に対する治療として最も広く用いられている．2010年から2014年までFDAが側胸部，腹部，大腿の脂肪減量の用途で低温脂肪溶解法を認可した．このため，低温脂肪溶解は非侵襲的な痩身治療機器のなかで突出した存在となった．

　低温脂肪溶解法は管理された冷却によって脂肪細胞を優先的に破壊する方法である．常温よりも低く凍結温度よりも高い温度に曝露することで，脂肪細胞のアポトーシスを誘導する．これは，脂肪細胞が周囲の細胞に比べて冷却に対する反応性が高いことを利用している．

Keywords：低温脂肪溶解法，非侵襲的痩身，脂肪細胞のアポトーシス，脂肪異栄養症

Key Points

- 低温脂肪溶解法は，脂肪の多い組織が周囲の水分の多い組織に比べて凍傷を受けやすいという考えに基づいている（**図20-1**）[1-4]．
- 低温脂肪溶解法では，−11〜5℃の範囲内に保ちながら冷却する[1,5,6]．
- 低温脂肪溶解法では，皮膚，神経，血管，筋肉を温存しながら，脂肪細胞だけを標的にする[7]．
- この技術は短期的にも長期的にも安全なように見える．コレステロール，トリグリセリド，低密度リポ蛋白，高比重リポ蛋白，肝機能〔アスパラギン酸アミノトランスフェラーゼ（aspartate aminotransferase：AST）/アラニンアミノトランスフェラーゼ，アラニンアミノトランスフェラーゼ（alanine aminotransferase：ALT）ビリルビン〕，アルブミン，グルコース，いずれもこの治療による影響はみられなかった[7]．
- 低温脂肪溶解の機序は完全には解明されていない．細胞浮腫による脂肪細胞のアポトーシス誘導，Na-K-ATPase活性の低下，乳酸の上昇，ミトコンドリアによるフリーラジカルの放出，といった仮説が提唱されている．いずれにせよ最終的には，炎症プロセスによって脂肪細胞は死に，3か月以内に除去される[8]．
- 合併症はまれであり，通常は治療後数週間以内に軽快する．合併症として，紅斑，あざ，腫脹，知覚過敏，疼痛がある．長引く潰瘍，瘢痕，知覚異常，血腫，水疱形成，出血，色素沈着/色素脱失，感染は報告されていない[8-10]．
- 非常に限られた単発の症例報告ながら，低温脂肪溶解治療によって逆に脂肪細胞の過形成が生じたとする報告がある（頻度は2万分の1と推定される．）[11-15]．

20 低温脂肪溶解法の安全性を最大限に高める

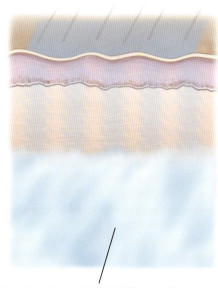

施術日 / 治療直後
冷却治療
真皮
脂肪細胞

冷却治療により，脂肪細胞が低温化し始める

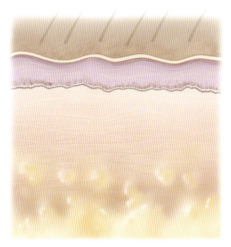

術後 2〜3 か月

脂肪細胞が壊れ続け，体から除去される

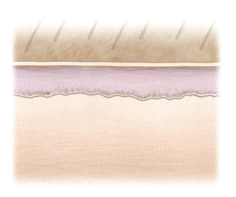

術後 3〜6 か月

脂肪細胞が除去され，体型が変化する

図 20-1 脂肪組織に対する低温脂肪溶解法の影響

20.1 安全への配慮

- 理想的な治療対象は，小さな範囲の脂肪除去を希望する患者である．脂肪組織や皮膚に余剰の多い患者に対しては脂肪吸引や切除のほうが望ましいと考えられるため，適応を適切に説明しなければならない．
- 低温脂肪溶解法の禁忌は，クリオグロブリン血症，寒冷蕁麻疹，異所性寒冷ヘモグロビン尿症などの冷却に反応する病態である[8,16]．
- 重度の静脈瘤，皮膚炎，その他皮膚疾患の治療が必要な部位では，低温脂肪溶解法は避けるべきである[8,16]．

Ⅲ　エネルギーデバイス

20.2　臨床的な相関

- 低温脂肪溶解法は安全かつ効果的に皮下脂肪を減らす効果を示してきたため，側腹部，腹部，大腿，顎下部，背部，ブラジャー着用部の周辺部，殿部の下方，上肢，の治療に関してFDAの認可を得ている．

- 治療プロトコルは，結果を最大化するための最適化に至っていない．希望する効果を得るためにしばしば複数回の治療が必要なことを患者に知らせる．

- 複数回の治療はさらなる脂肪の減少をもたらす．しかし，初回治療時ほど劇的に改善することはない．また，解剖学的部位によって改善の度合いに差がある（たとえば，腹部への追加治療は，側腹部に比べてより明らかな治療効果がみられる）[7,8]．

- 治療後のマッサージ/もみほぐしは，低温脂肪溶解法の効果を向上させることが，臨床的にも組織学的にも示されている[8,17]．

参考文献

1) Kilmer SL, Burns AJ, Zelickson BD. Safety and efficacy of cryolipolysis for non-invasive reduction of submental fat. Lasers Surg Med. 2016; 48 (1): 3-13
2) Leal Silva H, Carmona Hernandez E, Grijalva Vazquez M, Leal Delgado S, Perez Blanco A. Noninvasive submental fat reduction using colder cryolipolysis. J Cosmet Dermatol. 2017; 16 (4): 460-465
3) Lee SJ, Jang HW, Kim H, Suh DH, Ryu HJ. Non-invasive cryolipolysis to reduce subcutaneous fat in the arms. J Cosmet Laser Ther. 2016; 18 (3): 126-129
4) Meyer PF, da Silva RM, Oliveira G, Tavares MA, Medeiros ML, Andrada CP, Neto LG. Effects of Cryolipolysis on Abdominal Adiposity. Case Rep Dermatol Med. 2016; 2016: 6052194
5) Li MK, Mazur C, DaSilva D, Canfield D, McDaniel DH. Use of 3-Dimensional Imaging in Submental Fat Reduction After Cryolipolysis. Dermatol Surg. 2018; 44 (6): 889-892
6) Wanitphakdeedecha R, Sathaworawong A, Manuskiatti W. The efficacy of cryolipolysis treatment on arms and inner thighs. Lasers Med Sci. 2015; 30 (8): 2165-2169
7) Bernstein EF. Long-term efficacy follow-up on two cryolipolysis case studies: 6 and 9 years post-treatment. J Cosmet Dermatol. 2016; 15 (4): 561-564
8) Ingargiola MJ, Motakef S, Chung MT, Vasconez HC, Sasaki GH. Cryolipolysis for fat reduction and body contouring: safety and efficacy of current treatment paradigms. Plast Reconstr Surg. 2015; 135 (6): 1581-1590
9) Jeong SY, Kwon TR, Seok J, Park KY, Kim BJ. Non-invasive tumescent cryolipolysis using a new 4D handpiece: a comparative study with a porcine model. Skin Res Technol. 2017; 23 (1): 79-87
10) Jones IT, Vanaman Wilson MJ, Guiha I, Wu DC, Goldman MP. A split-body study evaluating the efficacy of a conformable surface cryolipolysis applicator for the treatment of male pseudogynecomastia. Lasers Surg Med. 2018; 50 (6): 608-612
11) Ho D, Jagdeo J. A Systematic Review of Paradoxical Adipose Hyperplasia (PAH) Post-Cryolipolysis. J Drugs Dermatol. 2017; 16 (1): 62-67
12) Karcher C, Katz B, Sadick N. Paradoxical Hyperplasia Post Cryolipolysis and Management. Dermatol Surg. 2017; 43 (3): 467-470
13) Keaney TC, Naga LI. Men at risk for paradoxical adipose hyperplasia after cryolipolysis. J Cosmet Dermatol. 2016; 15 (4): 575-577
14) Kelly E, Rodriguez-Feliz J, Kelly ME. Paradoxical Adipose Hyperplasia after Cryolipolysis: A Report on Incidence and Common Factors Identified in 510 Patients. Plast Reconstr Surg. 2016; 137 (3): 639e-640e
15) Kelly ME, Rodríguez-Feliz J, Torres C, Kelly E. Treatment of Paradoxical Adipose Hyperplasia following Cryolipolysis: A Single-Center Experience. Plast Reconstr Surg. 2018; 142 (1): 17e-22e
16) Sasaki GH. Reply: Cryolipolysis for Fat Reduction and Body Contouring: Safety and Efficacy of Current Treatment Paradigms. Plast Reconstr Surg. 2016; 137 (3): 640e-641e
17) Carruthers JD, Humphrey S, Rivers JK. Cryolipolysis for Reduction of Arm Fat: Safety and Efficacy of a Prototype CoolCup Applicator With Flat Contour. Dermatol Surg. 2017; 43 (7): 940-949

21 マイクロニードル法の安全性を最大限に高める

Erez Dayan, David Dwayne Weir, Rod J. Rohrich, and E. Victor Ross

要約

マイクロニードル法は1990年代初頭から利用されており，当初は瘢痕の治療に用いられていた．その後，マイクロニードル法(かつてコラーゲン誘導療法とも呼ばれていた)は，低侵襲な皮膚の若返り治療として普及してきた．

マイクロニードルで真皮を貫くことで，経皮的にコラーゲン，エラスチン，毛細血管の誘導/再構成が生じる．この針の太さはミクロン単位であり，長さは0.5~1.5 mmである．マイクロニードル法は，微細な孔を通して経皮的な薬剤デリバリーを増強できるため，さまざまな薬剤との相乗効果が期待できる．なかでも最も併用されているのが多血小板血漿(platelet-rich plasma：PRP)である．

Keywords：マイクロニードル法，経皮的コラーゲン誘導，顔面の若返り，PRP

Key Points

- マイクロニードル法は真皮を貫通し，炎症と治癒のカスケードを開始させる．このため成長因子〔線維芽細胞成長因子(fibroblast growth factor：FGF)，形質転換増殖因子(transforming growth factor：TGF)，血漿由来因子(Plasma Derived Factor：PDF)〕が変動し，結果として線維芽細胞の活性化，コラーゲンの新生，エラスチン新生，血管新生が生じる[1-3]．
- マイクロニードル法を行った後，1週間以内にフィブロネクチン複合体による足場が形成され，そのうえでコラーゲンが組織化され，最終的には皮膚の引き締めにつながる[3-5]．
- マイクロニードル法は，薬剤デリバリーの手段だけでなく，ニキビ瘢痕，非ニキビ瘢痕，色素沈着，脱毛症，多汗症の治療で効果が示されてきた[2-8]．
- マイクロニードル機器には，多様な針の配置(例：タトゥー用，ローラー型，電動型)と針の素材(ガラス，シリコーン，金属，生分解性ポリマー)がある．マイクロニードル法で一般的に使われている機器は，ローラー型と電動型である．

21.1 安全への配慮

- 米国市場でFDAに認可されているマイクロニードル法の機器は，SkinPen®(Bellus Medical社)1つだけである．
- FDAが認可しているマイクロニードル法の用途は，顔面(眼窩縁より内側は除く)の萎縮性瘢痕だけである．
- SkinPen®は顔/頚部/体幹に使用することができるが，眼窩縁より内側は適応外とされている．現在はいくつかの異なるマイクロニードル機器が市販されており，針の品質と安全性の

面で広いバリエーションがある．SkinPen®は，使い捨てニードルチップを用いた機器の安全性と品質を確認するために品質管理研究を行い，そのデータを公表した最初の製品である．

- 針の交差汚染と体液の交差汚染は必ず注意深く管理されなければならない．理想的には，マイクロニードル機器は短回使用の使い捨て針の付いた密閉されたハンドピースを備えているべきである．マイクロニードルとPRPを組み合わせて使う場合には，患者の血漿を体系的に管理し，不注意による患者間の取り違えが起こらないよう細心の注意を払わなければならない．

- 患者の不快感を最小限に抑えるために，市販の局所麻酔から特別な配合材までさまざまな麻酔が用いられている．資格のある医療従事者の直接指導下であれば，局所麻酔配合製剤を使用できる（訳注：米国における制度）．筆者たちが複数部位にマイクロニードル法を行う際には，リドカインの毒性を避けるため慎重に多段階に分けて局所麻酔を使用している．

- 特に非滅菌の製剤をマイクロニードル法と併用した場合に生じた肉芽腫の症例が報告されている．理想的にはマイクロニードル法と併用する薬剤は，皮内投与を想定して製造された滅菌製剤に限るべきである．

- マイクロニードルの長さは0.25〜3 mmまでであり，装置によって異なる．安全な針の長さを判断するためには，治療する部位の解剖を理解している必要がある[1,2,7]．ケミカルピーリングやレーザーの安全性と同様に，マイクロニードル法でも，ある部位は長めの針，別の部位ではより短い針，と治療部位によって針の長さを使い分けている[3,9,10]（図21-1）（video 21-1）．

- 長い針（>3 mm）では知覚神経を損傷するリスクが知られている．このため，長めの針（1.5〜3.0 mm）を備えた機器を使用する際にも，特に皮膚の薄い患者には慎重に使用する．

video 21-1

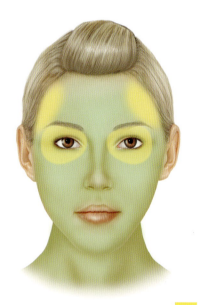 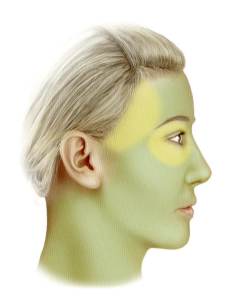

■ より浅い治療が望ましいゾーン
■ 中等度から深い治療が行えるゾーン

図 21-1
マイクロニードル法を行う際，深い治療が行えるゾーンと浅い治療にとどめるべきゾーン．

21.2　セーフゾーン

■皮下脂肪が厚く皮膚も厚い部位は，セーフゾーンと考えられる．このような領域は，頬骨部，頬部，口唇周囲，顎部，耳下腺–咬筋部，が該当する．

21.3　移行ゾーン

■移行ゾーンでは，皮下脂肪が薄く皮膚も薄い傾向がある．この領域には，側頭部，眼窩下部，頚部，前頭部が含まれる．

21.4　デンジャーゾーン

■皮膚構造に基づくデンジャーゾーンとして，眼窩縁より内側の領域と口唇周囲が挙げられる（これらの部位は通常 0.25 mm 程度の厚みしかなく，保存的治療が適応される）．

21.5　臨床的な関連

■マイクロニードル法は，あらゆる Fitzpatrick 肌タイプに使用できる．
■標準的なマイクロニードル機器には加熱装置が付いていないため，熱傷，瘢痕，色素沈着の懸念はほとんどない．

21.6　テクニカルポイント

■3つの異なる動作：垂直，水平，円形運動を部位ごとに使い分ける．
■皮膚に対して垂直を保つ．
■機器が正常に機能する状態を保つ．過剰な圧をかけたり，皮膚の上で引きずったりしてはならない．

参考文献

1) Ablon G. Safety and Effectiveness of an Automated Microneedling Device in Improving the Signs of Aging Skin. J Clin Aesthet Dermatol. 2018; 11 (8): 29-34
2) Duncan DI. Microneedling with Biologicals: Advantages and Limitations. Facial Plast Surg Clin North Am. 2018; 26 (4): 447-454
3) Food and Drug Administration, HHS. Medical Devices; General and Plastic Surgery Devices; Classification of the Microneedling Device for Aesthetic Use. Final order. Fed Regist. 2018; 83 (111): 26575-26577
4) Mazzella C, Cantelli M, Nappa P, Annunziata MC, Delfino M, Fabbrocini G. Confocal microscopy can assess the efficacy of combined microneedling and skinbooster for striae rubrae. J Cosmet Laser Ther. 2019; 21: 213-216
5) Zduńska K, Kołodziejczak A, Rotsztejn H. Is skin microneedling a good alternative method of various skin defects removal. Dermatol Ther (Heidelb). 2018; 31 (6): e12714
6) Al Qarqaz F, Al-Yousef A. Skin microneedling for acne scars associated with pigmentation in patients with dark skin. J Cosmet Dermatol. 2018; 17 (3): 390-395
7) Badran KW, Nabili V. Lasers, Microneedling, and Platelet-Rich Plasma for Skin Rejuvenation and Repair. Facial Plast Surg Clin North Am. 2018; 26 (4): 455-468
8) Sezgin B, Özmen S. Fat grafting to the face with adjunctive microneedling: a simple technique with high patient satisfaction. Turk J Med Sci. 2018; 48 (3): 592-601

Ⅲ　エネルギーデバイス

9) Schmitt L, Marquardt Y, Amann P, Heise R, Huth L, Wagner-Schiffler S, Huth S, Baron JM. Comprehensive molecular characterization of microneedling therapy in a human three-dimensional skin model. PLoS One. 2018; 13 (9): e0204318

10) Soliman M, Mohsen Soliman M, El-Tawdy A, Shorbagy HS. Efficacy of fractional carbon dioxide laser versus microneedling in the treatment of striae distensae. J Cosmet Laser Ther. 2019; 21: 270-277

索引

主要な説明のある頁は**太字**で示した.

欧文索引

ギリシャ

α-ヒドロキシ酸　122, 123
β-ヒドロキシ酸　122, 123

欧文

CO_2 レーザー　116
Er：YAG（エルビウムヤグ）レーザー
　　　　　115, 116
Fitzpatrick 肌タイプ　115, 126, 135
IPL（intense pulsed light）　120, 121
KTiOPO4　121
KTP レーザー　121
McKinney 点　55, 56, 59
Nd：YAG（ネオジウムヤグ）レーザー
　　　　　120, 121
PDL（pulsed dye laser）　121
Pitanguy 線　32
PRP（platelet-rich plasma）　133, 134
Q スイッチ Nd：YAG レーザー　120
Q スイッチ式　121
RF（radiofrequency）　125
RF カニューレ　128
RF プローブ　129
SCM（sternocleidomastoid muscle）
　　　　　55-57, 59, 63-67
SMAS（superficial musculo-aponeurotic
　system）　3-6, **8**, 9, 16, 20, 25, 27, 30,
32, 35, 53, 61, 62, 64, 66
SMAS 下脂肪　3, 46, 61, 65
SMAS スタッキング法　61, 66
SMAS 弁　62, 65
TCA（trichloroacetic acid）　**122**, 124
TCA ピーリング　122, 123

和文索引

あ

あざ　87
アシクロビル　123
アスピリン　74
アセトン　123
アブレイション　115
アブレイティブフラクショナルレーザー
　　　　　115
アブレイティブレーザー　115, 116
アレキサンドライトレーザー　121

い・う

萎縮　16, **23**
インテンスパルスライト　120
ウルトラパルスレーザー　115
運動枝の損傷　4, 8, 32, 40, 41, 45

え

壊死　101, 105
エステティックユニット　117
エピネフリン　74
エルビウムガラスフラクショナル　120
エルビウムヤグ（Er：YAG）レーザー
　　　　　115, 116

お

オトガイ筋　8, 47, 49
オトガイコンパートメント　19, **21**
オトガイ神経　128
温度調整プローブ　126

か

外頚静脈　55
外側 SMAS 切除（法）　**61**, 66, 67
外側広頚筋開窓法　59
外側コンパートメント　7, **18**
外側鼻動脈　**97**, 99, **104**
外鼻形成　99
外鼻側面　93
外鼻の層構造　101
外鼻領域　**99**, 101
　　── へのフィラー注入　99
解剖学的観点　9
解剖学的な層構造　25
海綿静脈洞　83
顔痩せ　125
下外側鼻軟骨　104
下顎縁枝　**28**, 29, 47-49, **53**, 65, 128
　　── の解剖　128
　　── の深さ　49
下顎骨　109
下顎靱帯　11, **12**
過加熱　117
下眼瞼　107
可逆性フィラー　74
拡大 SMAS 剥離　**61**, 64, 65
拡大 SMAS 法　12, 61
拡大 SMAS 領域　36, 45
角膜内側縁　112
下口唇　87, **89**, 90
下口唇下制筋群　49
可視光　120
下歯槽神経　128
下唇下制　47, 49
下唇動脈　87, **89**
滑車上動脈　75, **77**, 79
カニューレ　85
眼窩下 V 字変形　23
眼窩下縁　95, 110, 112

索引

眼窩下孔　107, 110, 112
眼窩下神経　107
眼窩下動脈　110
眼窩下部（領域）　**107**, 109, 112
　感覚障害　107
眼角動脈　93, 99, 104
眼窩周囲　107
眼窩上縁　75, 78
　―― のすぐ外側　32
眼窩上動脈　75, **77**, 79
眼窩内側縁　78
眼瞼　107
眼動脈　97, 104
眼動脈塞栓　75, 93
顔面　16
　―― の萎縮　16, 23
　―― の脂肪　16
　―― の層構造　25
　―― の若返り　16, 115, 122, 125, 133
顔面横動脈　62, 64
　―― の穿通筋　45
顔面再建　6
顔面脂肪のコンパートメント　6, 7, 16
顔面静脈　112
顔面深筋膜　3, **9**
顔面神経　3, 10
　―― の損傷　3, 4, 8, 14, 25, 61
　―― のデンジャーゾーン　25
　―― の分岐パターン　14
　―― の平面　4, 14
顔面神経下顎縁枝　**47**, 128
顔面神経頬骨枝　20
顔面神経側頭枝　**32**, 35
顔面浅筋膜　3
顔面動静脈　29
顔面動脈　87, **89**, 93, **96**, 97, **104**
顔面軟部組織　25
　―― の解剖　3
　―― の可動ユニット　8
　―― の構造配置　3
　―― の層　6
　―― の立体構造　**3**, 8
顔面軟部組織構造の配置　3
眼輪筋　40
眼輪筋外側　64

き

逆行性塞栓　82
キューピッド弓　87, 90
頬筋　8
頬筋枝　40
　―― の解剖　40
　―― の損傷　41
頬骨　109, 110
頬骨外側　62
頬骨弓　64, 83, 85, 107
頬骨コンパートメント　7, 17, 19
頬骨枝　28, 40
　―― の解剖　40
　―― のデンジャーゾーン　45
頬骨脂肪体　64, 65
頬骨靱帯　10, **11**, 19, 41, 45, 65
頬骨体部　64
頬骨隆起外側　41, 45
頬骨隆起部　107
胸鎖乳突筋　55-57, 59, 63-67
頬脂肪体　3, 10, 22
頬部皮下剥離　19
近赤外線サーモグラフィカメラ　126

く・け

クライオジェンスプレー　126
クロス-ラディアル法　98
頸枝　**28**, 47-49, 53
　―― の深さ　49
頸枝損傷　49
　―― のデンジャーゾーン　47, 49
頸枝本幹の損傷　48
経皮的コラーゲン誘導　133
頸部の脂肪除去手術　48, 53
ケイリオン（口角）
　　　　　　87, **89**, 90, 96, 104, 109
血管穿通枝　6
血管デンジャーゾーン
　　　　　　74, **79**, 85, 89, 97, 105, 112
血管内注射　73
血管ネットワーク　73
血管病変　121
ケミカルピーリング　120, **122**, 123

腱膜下筋膜　36, 38
腱膜下疎性結合組織の平面　32
減毛　120, 121

こ

高位 SMAS 法　12, 61
口角（ケイリオン）
　　　　　　87, **89**, 90, 96, 104, 109
口角下制筋　47, 49
口角挙筋　8, **96**
口角結節　96, 109
咬筋筋膜　3
咬筋靱帯（mid-masseteric ligaments）
　　　　　　12, 13, 19, 28, 41, 45, 62
　―― の上部　62, 64
　―― の尾側部　47, 49
咬筋尾側の領域　28
咬筋皮膚靱帯　10
口腔粘膜　87, 89
広頸筋　8, 47, 49, 64, 65
広頸筋開窓（法）　50, 56, **61**, 66, 68
広頸筋外側縁　64, 65
口唇　87
　―― の挙筋群　40
口唇周囲のコンパートメント　21
口唇正中　90
口唇動脈　87
口唇領域　**87**, 90
　―― へのフィラー注入　90
光線　125
口輪筋　47, 49, 87, 89, **94**, **109**
コーティングカニューレ　126
コラーゲン　115, 123, 125
コラーゲン誘導療法　133
コンパートメント　17, 23
　――, オトガイ　19, **21**
　――, 外側　7, **18**
　――, 顔面脂肪　6, 7, 16
　――, 頬骨　7, 17, **19**
　――, 深在顔面脂肪　**16**, **22**
　――, 浅在　17
　――, 浅在顔面脂肪　**16**, 17
　――, 中央　7, 17, **19**
　――, 皮下脂肪　3

索引

―, 鼻唇溝　21
―の解剖　16

さ・し

サブレイティブ　125
ジェスナー液　122, 123
自家脂肪移植　23
耳下腺　45, 62
耳下腺管　10
耳下腺筋膜　3
耳下腺前縁　65
耳下腺体部　65
耳下腺皮膚靭帯　10, **11**
耳下腺被膜　45, 64, 66
耳下腺瘻孔　61, 66, 67
色素異常　121
色素脱失　115, 121
色素沈着　115, 133
色素斑　121
自己冷却技術　126
失明　75, 82, 93, 101, 105, 107
脂肪異栄養症　130
脂肪吸引　131
脂肪細胞のアポトーシス　130
脂肪除去手術, 頚部の　48, 53
皺眉筋　78
上顎骨　96, 102, 109
上顎骨前頭突起　102
小頬骨筋　110
上咬筋靭帯　62, 65
上口唇　**87**, 90, 95, 96, 102, 109, 110
―の麻痺　40
蒸散　117
蒸散閾値　116
上唇挙筋　94
上唇動脈　87, 96
上唇鼻翼挙筋　95, 102
深筋膜　25, 32, 45
神経支配　8
神経調節因子　73
唇交連　87
深在顔面脂肪コンパートメント　16, **22**
深在頬骨脂肪（体）　22
深在性の萎縮　23

親水性フィラー　99
深側頭筋膜　3, 32, 35, 38
――と側頭脂肪体との関係　32
――の解剖　32
――の浅葉　36, 38
深部リテイニングリガメント　16

す

水疱　121
スーパーパルス　115
スキンリサーフェシング　115
スリーフィンガー法　124

せ

正中線上　99
赤唇縁　87, 89
線維性隔膜　6
浅筋膜　3
浅在顔面脂肪コンパートメント　**16**, 17
浅在頬骨コンパートメント　20
浅在コンパートメント　17
浅在脂肪　16, 66
浅在脂肪層　16
浅側頭脂肪体　83
浅側頭動脈　82
――の前頭枝　32, 82, 85
――の頭頂枝　34
選択的光熱融解理論　115, 120
センチネル静脈　83
穿通筋, 顔面横動脈の　45
前頭筋　78

そ

側切歯頭側　102
側頭窩　82
側頭枝　27
―の解剖　32
―の損傷　32
側頭頭頂筋膜　27, 32, 35
側頭部
――の顔面神経側頭枝　32
――のデンジャーゾーン　32

――へのフィラー注入　82, 85, 87
側頭部領域　82
組織壊死　87, 93
組織の白色化／黄色化　118
疎性結合（組織）層　32, 36, 38, 53, 64
疎性結合組織面　66

た

ダイオードレーザー　120, 121
大頬骨筋　45, 65, **109**
大耳介神経　**55**-57, 59
多汗症　133
多血小板血漿　133
脱毛症　133
タトゥー除去　120, 121

ち

中央コンパートメント　7, 17, **19**
中赤外線レーザー　120
中側頭静脈　82, **83**, 85
注入剤　93, 99, 107
注入手技　73
チンダル現象　79

つ・て

ツメセント液　129
ティアトラフ　107
低温脂肪溶解法　**130**-132
電磁気　125
デンジャーゾーン
――, 顔面神経の　25
――, 頬骨枝の　45
――, 頚枝損傷の　47, 49
――, 血管の
　　　74, **79**, 85, 89, 97, 105, 112
――, 側頭部の　32
――, 臨床解剖　35, 41
点状出血　118

と

透過光　**6**, 24, 25, 34, 36, 41, 59, 61

139

索引

頭頚部皮弁の挙上　6
疼痛　107
ドライリップ　90
トリクロロ酢酸　122
トレチノイン　123
鈍的剥離　29, 59, 64, 66

な・に

内頚静脈　83
内鼻弁　99
軟部組織　**3**, 14
　── の解剖　3
　── の構造　**3**
軟部組織フィラー　99
ニキビ瘢痕　133
ニトログリセリン軟膏　74

ね・の

ネオジウムヤグレーザー　120, 121
ネックリフト　116, 123, 125
ノンアブレイティブレーザー　**120**, 121

は

肺塞栓症　82
ハイドロキノン　123
ハイドロダイセクション　64, 65, 129
バイポーラ　125
剥離　4, 65
　── すべき平面　30
剥離限界ライン　67
剥離平面　14, 30
鼻　99
鼻形成術　99
鼻領域　102
バニーライン　79
パルス色素レーザー　121
パルス幅　116
パルスモード　115
瘢痕（化）　115, 117, 121

ひ

ヒアルロニダーゼ　74, 93, 99, 107
ヒアルロン酸　74, 93, 99, 107
ピーリング（液）　124
皮下脂肪のコンパートメント　3
皮下脂肪の平面　6
鼻筋　102
非血栓性の肺塞栓症　82
鼻孔　95, 102
鼻骨　95, 102
鼻根筋　78
鼻根部横ジワ　79
微小加熱領域　115
微小治療領域　115
鼻唇溝　93, 96, 104
　── のコンパートメント　21
鼻唇溝領域　**93**, 94
　── へのフィラー注入　93
非侵襲的痩身　130
非侵襲的な痩身治療機器　130
非侵襲的鼻形成　99
鼻尖　99, 104, 105
鼻側壁　99
鼻中隔　104
鼻中隔下制筋　102
非ニキビ瘢痕　133
鼻背　97, 104, 105
鼻背筋膜　102
鼻背枝　97
鼻背動脈　75, **78**, 79, 99, **104**
鼻背動脈系　104
皮膚壊死　75
皮膚の引き締め　125
皮膚のリサーフェシング　122
眉毛挙上術　36
日焼け止め　123
表在性の萎縮　23
表情筋　8
表層筋　3
鼻翼　95, 97, 99
鼻翼縁　93, 99
鼻翼下動脈　104
鼻翼基部　93, 96, 104
鼻翼溝　93, 99, 104, 105

鼻翼部　102, 104
鼻領域　102

ふ

フィラー　73, 82, 85-87, 89, 90, 93, 99, 105, 107, 112, 120
フィラー注入　75, 79, 82, 85, 87, 90, 93, 99
　──, 外鼻領域　99
　──, 口唇領域　90
　──, 側頭部　82, 85, 87
　──, 鼻唇溝領域　93
　──, 眉間領域　79
フェイスリフト　6, 17, 19, 23, 50, 53, 55, 61, 73, 116, 123, 125
副耳下腺　45
フラクショナル　120, 125
フラクショナル CO_2 レーザー　116
フラクショナルレーザー　115
プローブ　125
分割光熱融解理論　115

へ・ほ

ベーカーゴードン液　122
辺縁動脈　104
頬　16, 19, 107
　── の可動領域　19
　── の固定領域　19
　── の深部脂肪　16
保持靱帯　6, 8, **10**, 13, 17, 61
　──, 深部　16

ま

マイクロニードル（法）　**133**, 135
マイクロニードル機器　133, 134
マクレガーパッチ　20
マリオネットライン　128
マルチポーラ　125

み

眉間の筋群　40

眉間のシワ　75, 79
眉間領域　**75**, 79
　―― へのフィラー注入　79

も

モノポーラ　125

ら

ラジオ波　125

ラジオ波カテーテル　125
ラジオ波マイクロニードル　125

り

リサーフェシング　116
梨状孔　23
立体構造　3
リテイニングリガメント
6, 8, **10**, 13, 17, 61
　――, 深部　16

リニアスレッド法　90
リニア法　98

る・れ

涙溝　107
ルビーレーザー　121
レーザー　115, 120, 121, 125
レーザー減毛　121
レーザーリサーフェシング　115, 120
連続穿刺法　**75**, 79, 99